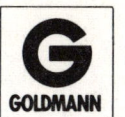

GOLDMANN

Buch

Die in diesem Buch enthaltenen erprobten und wirkungsvollen Schönheitsrezepte hat die Autorin durch persönliche Befragung und durch eine Fragebogenaktion gesammelt. Ergänzt werden sie durch Hinweise zu verschiedenen Techniken der Körpermassage. Zusammen mit den natürlichen Ingredienzen der Rezepte sorgen sie für Harmonie und Klarheit von Körper und Geist.

Autorin

Michelle Dominique Leigh ist Journalistin und Illustratorin. Sie schreibt für japanische und amerikanische Zeitschriften und betreut in der *Japan Times* eine Schönheitskolumne.

Michelle Dominique Leigh

Fernöstliche Schönheits- geheimnisse

Traditionelle japanische Naturkosmetik neu entdeckt

Aus dem Englischen von Ina Koosaka

GOLDMANN VERLAG

Die Originalausgabe erschien unter dem Titel
The Japanese Way of Beauty
bei Carol Publishing Group, New York

Deutsche Erstausgabe

Der Goldmann Verlag
ist ein Unternehmen der Verlagsgruppe Bertelsmann

© der Originalausgabe 1992 by Michelle D. Leigh
© der deutschsprachigen Ausgabe
Dezember 1994 by Wilhelm Goldmann Verlag, München
Umschlaggestaltung: Design Team München
Druck: Graphischer Großbetrieb Pößneck
Verlagsnummer: 13752
Illustrationen: Michelle D. Leigh
Redaktion: Ilse Wagner
Ba · DTP-Satz und Herstellung: Barbara Rabus
Made in Germany
ISBN 3-442-13752-7

1 3 5 7 9 10 8 6 4 2

Inhalt

Einführung 7

Teil I: Die Schönheit des Gesichts

Innere Schönheit 13
 1. Gesichtsreinigung 15
 2. Gesichtswässer 29
 3. Öle und Salben 41
 4. Behandlungen, Packungen und Rubbelcremes 47
 5. Schönheitstees für Gesicht und Haar 66

Teil II: Die Schönheit des Haares

Die Schönheit des Haares 91
 6. Japanisches Shampoo 93
 7. Haarspülungen und -kuren 104

Teil III: Die Schönheit des Körpers

Die Schönheit des Körpers 131
 8. Das Bad 133
 9. Figurverbesserndes Bürsten 156
10. Körperbehandlungen 168
11. Vitalisierende Tees und Tonics 181
12. Raffinessen 197

Anhang

Anleitung zur Anfertigung von Hilfsmitteln 207
Hinweise zu den Ingredienzen 209
Ein Rat von japanischen Großmüttern in Sachen Schönheit 218
Literatur 220
Danksagungen 222

Das Haar zu waschen, Toilette zu machen, und duftende Kleider anzuziehen, auch wenn niemand dabei zuschaut: diese Vorbereitungen bereiten dennoch ein inneres Vergnügen.

»Dinge, die das Herz höher schlagen lassen«
Sei Shonagon, *The Pillow Book,* 10. Jht.

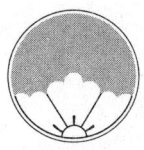

Einführung

Ich begann vor fünf Jahren, das Material für dieses Buch zu sammeln. Die Idee, es zu schreiben, entstand höchst zufällig: Beim Einkaufen bemerkte ich in einem Laden in den oberen Regalen etwas Unbekanntes; es war ein kleines Papiertütchen, dekoriert mit rosa Pflaumenblüten und Vögeln und dem Wort *Nightingale Droppings* (Nachtigallenmist). Ich fühlte mich ein bißchen wie Alice im Wunderland und konnte nicht widerstehen, das geheimnisvolle Päckchen zu kaufen.

Eine japanische Freundin übersetzte mir das Kleingedruckte: »Mixe diesen Vogelmist mit warmem Wasser und massiere ihn ins Gesicht ein; du wirst eine Haut bekommen wie eine Geisha.« Um meinen kulturellen Horizont zu erweitern, ganz zu schweigen von der wunderbaren Aussicht, eine geisha-ähnliche Pfirsichhaut zu bekommen, strich ich mir die scharfe, leicht riechende, grünliche Substanz ins Gesicht, massierte sie ein, ließ sie sicherheitshalber noch ein wenig einwirken, und spülte sie dann ab. Etwas Magisches war geschehen – meine Haut schien ohne jede Pore zu sein, mit einem so seidigen Glanz, daß sie sich wie neu anfühlte!

Unzweifelhaft hatte die japanische Schönheitstradition noch mehr solcher esoterischen Entzücken zu bieten, und so machte ich mich auf, sie zu entdekken. Es überraschte mich, daß ich keine Bücher darüber finden konnte, weder in Japanisch noch in Englisch. Meine Freundinnen, moderne Frauen in den Zwanzigern und Dreißigern, erwiesen sich als vollkommen unwissend in dieser Angelegenheit, denn sie hatten ihr uneingeschränktes Vertrauen der neuen, wissenschaftlichen Kosmetik geschenkt.

Doch gelegentlich fand ich einen Hinweis, ich entdeckte rätselhaft aussehende Paketchen mit rustikaler Kalligraphie, mit Tuschezeichnungen von Kürbissen oder Weinblättern oder einer alten Landschaft. Die nahm ich mit nach Hause, übersetzte sie und probierte sie aus. Ich fand heraus, daß viele der Frauen meines Alters nichts mehr über die alten, natürlichen Schönheitsmittel ihres Landes wußten, indes ihre Mütter und Großmütter sie noch kannten. Und manche benutzten die alten Substanzen sogar noch. Diese Frauen übermittelten mir ihr Wissen genau so, wie sie es einst erfahren hatten: nämlich mündlich.

Ich schrieb nieder, was ich erfuhr, und setzte meine Suche nach mehr Informationen fort, gelegentlich schickte ich auch Fragebögen an Frauen, von denen ich Kenntnisse erwarten konnte; es waren Frauen jeden Alters und aus allen Teilen Japans. Die Formulare kamen zurück, Seite für Seite vollbeschrieben mit Schönheitsratschlägen, Rezepten und altem Wissen. Obgleich es anfangs meine Absicht gewesen war, nur Material japanischer Herkunft zu sammeln, konnte ich im Lauf der Zeit erkennen, daß – wie in jeder mündlichen Überlieferung über die Jahrhunderte – es so manche Anleihen aus anderen Kulturen gab.

Als ich das festgestellt hatte, erweiterte ich den Bereich. Ich entschloß mich zur Konzentration auf die Techniken und Konzepte, die japanisch *geworden* waren, ohne Rücksicht auf ihre einstige Herkunft. Weiterhin wollte ich mich auf die lebendige Tradition beschränken und keine Rezepte sammeln, die nicht mehr benutzt wurden, weil in dem auf Erfahrung basierendem Volkswissen die Techniken, die ständig benutzt werden, jene sind, die die Jahrhunderte überleben und für sich sprechen. Sooft wie möglich verwende ich in den Rezepten dieses Buches die neuesten Versionen dieser alten Schönheitsgeheimnisse, da sich im allgemeinen deren moderne Version besser mit dem heutigen Lebensstil in Einklang bringen läßt und aus demselben Grunde auch für den nichtjapanischen Leser leichter anwendbar ist.

Als sich meine Beschäftigung mit der Weisheit japanischer Schönheitstradition intensivierte, erkannte ich, daß sich hier die Bereiche von Medizin, Ernährung, Schönheit und sogar von alter Religion und Magie vermischt hatten. Die Nahrungsmittel, die heute in Japan die tägliche Küche ausmachen, sind dieselben, die zum Heilen und zur Vorbeugung gegen Krankheiten benutzt werden; sie sind ebenfalls in den Schönheitsmitteln zu finden. In diesem ganzheitlichen System sind Geist/Verstand und Körper als zusammenhängend aufgefaßt, als eine Einheit; die Heilungsvorschläge beziehen sich oftmals sowohl auf innerliche als auch auf äußerliche Anwendung, und sie sind ergänzt durch mechanische Methoden wie Massage oder Shiatsu-Stimulation. Die Ingredienzen der asiatischen Kräutermedizin sind tonisierende Tees, ein sehr wichtiger Bestandteil ist das Bad, ferner duftende Öle fürs Haar ebenso wie Gewürze fürs Essen, und nicht zuletzt bestehen sie in Schönheitsbehandlungen für die Haut.

Mit der politischen Bewegung der »Grünen«, die inzwischen weltumspannend geworden ist, haben die Aufforderungen und praktische Methoden der Rückkehr zur Natur in Medizin, Ernährung und Kosmetik sehr stark zugenommen. In der medizinischen und kosmetischen Forschung werden immer mehr Grundstoffe in den Pflanzen entdeckt, die schon seit Jahrhunderten im Volkswissen in der ganzen Welt angewendet werden.

Neben den sich auf Kräuterbasis stützenden Schönheitsrezepten für die innerliche und äußerliche Anwendung sind in diesem Buch auch Erläuterungen zur traditionellen Bürstenmassage, zur Gesichts- und Kopfmassage und zur japanischen Auffassung von Anmut, Heiterkeit und innerer Schönheit zu finden.

Fernöstliche Schönheitsgeheimnisse ist als ein praktischer Ratgeber gedacht. Es kann wie ein Kochbuch benutzt werden, indem man sich je nach Bedarf des einen oder anderen Rezepts bedient, oder es mag auch als Handbuch für eine allumfassende Schönheitskur dienen, die sich auf die in diesem Nachschlagewerk erläuterten, ungewöhnlichen verschönernden Substanzen und Methoden der berühmten japanischen Tradition stützt. Über die Gelegenheit hinaus, eine schönere Haut, glänzenderes Haar und einen liebreizenderen Körper zu bekommen, mag *Fernöstliche Schönheitsgeheimnisse* dazu beitragen, die innere Schönheit zu entdecken und zu kultivieren, die sanfte Eleganz und die subtilen Feinheiten in sich zu finden und lebendig werden zu lassen, die das japanische Wesen in allen Dingen kennzeichnen.

Teil I

Die Schönheit
des Gesichts

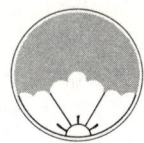

Innere Schönheit

Unter den Glaubensgemeinschaften ist die Kombination des japanischen Shinto-Buddhismus ohne Zweifel eine der beseligendsten. Der Glaube der Shinto lehrt, daß die wahre Art des Seins darin bestehe, ein reines Herz zu besitzen; ein strahlendes Herz; ein kristallklares Herz; ein wahrhaftes und wirkliches Herz; ein hilfreiches Herz. Buddhist zu sein bedeutet wahrhaftes Denken, sich negativer Gedanken und Gefühle zwar bewußt zu sein, doch ihnen nicht zu unterliegen, sowie Mitgefühl für andere zu haben. Inmitten von emotional rauhem »Wetter«, äußeren Schwierigkeiten, Unbequemlichkeit und Druck konzentriert sich der japanische Shinto-Buddhist auf das innere Auge, auf eine Sanftmut und scheinbare Unberührtheit von Gefühlen, die den westlichen Menschen manchmal wie Undurchdringlichkeit anmutet.

Bei den Nachforschungen für dieses Buch habe ich mit japanischen Frauen und Mädchen (und Männern und Jungen) aller Altersklassen über die Schönheit gesprochen. Die Antwort auf die Frage »Was tun Sie/tust Du, um schön zu sein?« lautete viel öfter als vermutet ganz anders, sie bezog sich nämlich nicht auf die äußere Pflege, sondern auf den geistigen Zustand: »Ich schaue in den Spiegel nach Zeichen für negative Gefühle wie Sorgen, Eifersucht oder Ärger, und wenn ich etwas derartiges entdecke, beruhige ich mein Gesicht und meinen inneren Zustand, mache sie weich. Ich lehre mich selbst, mich auf umfassende, friedfertige Gedanken zu konzentrieren und mich von unglücklichen, spannungsgeladenen Gedanken abzuwenden. Ich bemühe mich, daran zu denken, wie ich andere Menschen glücklich machen kann. Es gibt keine äußere Schönheit, wenn nicht zuvor Geist, Seele und Herz sorgfältig und liebevoll geworden sind.«

Eine wirklich schöne Frau besitzt ein heiteres Gesicht. Sie strahlt die feine Hoheit des Geistes aus. Solch ein Zustand innerer Schönheit und Gelassenheit ist nicht immer leicht zu erreichen; manchmal ist es ein Kampf; manchmal ist es lediglich möglich, sich um äußere Schönheit zu bemühen, damit die innere nachfolgend irgendwann entstehen kann. Manchmal ist es ganz einfach – und magisch. Es hilft uns, wenn wir unsere äußere Erscheinung und unser Gesicht verschönern, daß auch unser Herz leichter wird.

Das japanische »weite, klare Herz« darf nicht verwechselt werden mit einem Zustand gedankenloser Fröhlichkeit. Hinter der lächelnden Harmonie des Buddha ist das tiefe Wissen um das menschliche Leiden, und das ist die Quelle des Mitgefühls. Seine Augen und sein Lächeln sind erfüllt von einer höheren Vision und Kraft, von einer Art vom gemeinen Gefühl unberührter Stille und einer alles akzeptierenden Liebe. Eine Frau, die solchem Verhalten nachzueifern versucht, wird finden, daß ihr inneres Wesen sich um so schöner als Spiegelung davon entfalten kann, und es wird klar, daß dieser Zustand heiterer innerer Schönheit einfach eine Angelegenheit dessen ist, worauf sie ihre Gedanken richtet. Für die Japaner beginnt Schönheit in dieser essentiellen Tiefe: eine subtile Balance des Zustands der Anmut.

Gesichtsreinigung

Bis zur letzten Jahrhundertwende haben die Frauen in Japan ihr Gesicht mit Reiskleie gewaschen, mit dem Mehl von Azukibohnen und mit dem Mist von Singvögeln, ganz so, wie sie es seit Tausenden von Jahren gewöhnt waren. Sogar als die westlichen Seifen und Reinigungscremes in ihren exotischen Verpackungen als Luxusartikel zu kaufen waren, beendeten die Frauen die Prozedur wie gehabt mit der traditionellen Kleiewaschung.

Für die japanische Frau, die an die alten Waschungen gewöhnt war, erschien Seife recht scharf, während den Reinigungscremes das reinigende und sanftpolierende Element der Kleie, der Bohnen und des Vogelmistpuders zu fehlen schien. Die einfachen, altbewährten Reinigungsmethoden boten genau das, was gebraucht wurde: sorgfältige Hautreinigung und Entfernung abgestorbener Hautzellen, ohne die Haut ihres natürlichen Fettfilms zu berauben.

Die traditionelle Art der Gesichtsreinigung, die nicht nur der Säuberung diente, sondern zugleich nährend, heilend und hautklärend wirkte, war ebenso prädestiniert für die Anwendung als Gesichtspackungen und als Massagen; im Unterschied zu den Seifen können alle japanischen Gesichtsreinigungssubstanzen in die Haut einmassiert werden – mit enormer schönheitsfördernder Wirkung.

Das reinigende Gesichtswaschritual ist die wichtigste und zentrale Angelegenheit des japanischen Weges der Schönheit, um die sich alles dreht. Der Erfolg dieser Art von Reinigung ist eine Haut, die in einem seidigen Glanz erstrahlt. Das ist der Ausgangspunkt für all die anderen Behandlungen: eine Haut, die frisch ist, rein und erneuert.

Die Auswahl einer geeigneten Methode
für die Gesichtsreinigung

Bei der Auswahl von Gesichtswaschlappen, Bürste oder Schwamm für die Gesichtsreinigung beachte man den Hauttyp und den jeweiligen Gesundheitszustand.

Waschlappen

Im alten Japan wuschen die Damen des kaiserlichen Hofes ihr Gesicht mit
Seidenlappen, während den gewöhnlichen Sterblichen Baumwolle vorbehalten war. Der empfindliche Stoff wurde zu einem handlichen kleinen Säckchen
vernäht und mit Waschpuder gefüllt. Gewöhnlich war das eine Mischung aus
Reiskleie oder Azukibohnenpuder mit Kameliennüssen. Zum Waschen wurde
dieses Waschsäckchen in warmem Wasser kurz eingeweicht.

Das Waschsäckchen oder der Tuchhandschuh oder -lappen ermöglicht durch
seine Verwendung eine gute Balance zwischen Stimulation und Zartheit und, ob
Seide oder Baumwolle, er wird für die meisten Hauttypen das Geeignete sein.

Sowohl Seiden- als auch Baumwolläppchen werden in Japan noch kommerziell hergestellt. Diese Gesichtswaschutensilien werden aber auch selbst zu
Hause angefertigt. Viel feiner als ein westlicher Waschlappen gestattet dieses
Utensil ein schonendes Ablösen abgestorbener Hautzellen, während die in ihm
enthaltenen Ingredienzen die Haut nähren, glätten und reinigen/erneuern. Eine solche Waschlappenfüllung kann mehrere Male verwendet werden. Der
Waschlappen sollte nach Gebrauch sorgfältig an einen trockenen Ort gehängt
werden. Nach mehreren Anwendungen muß er geleert, ausgewaschen und für
den weiteren Bedarf getrocknet werden. Eine Frau, die diese Waschläppchen
ständig benutzt, sollte einen kleinen Vorrat davon anlegen.

Eine Alternative zur soeben vorgestellten Methode ist folgendes: Man kann
ebenso eine für eine Waschung ausreichende Menge des Waschpuders in ein
kleines Stück Mullstoff, Gaze oder dergleichen (auch ein Stück Seide) tun, die
Enden zusammenlegen und dann mit einem Band zubinden.

Gesichtsbürsten

Die Gesichtsbürste wird in Japan für die Gesichtspflege ziemlich häufig verwendet; diese Methode ermöglicht genügend Stimulation und auch Reinigung,
indem die weichen und biegsamen Borsten der Bürste sehr vorsichtig in kleinen kreisenden Bewegungen auf der Haut bewegt werden. Für normale Haut
sind diese Bürsten gut, auch ein Luffaschwamm wird die sich lösenden Hautzellen entfernen. Für empfindliche oder fettige Haut wird diese Methode zu
stimulierend sein. Auch ist sie nicht die richtige Methode für von der Sonne
geschädigte Haut, für entzündete oder ähnlich irritierte Haut.

Schwämme

Weiche Schwämme fürs Gesicht sind Meeresschwämme sowie die feinen, durchsichtigen Schwämme, die aus *konnyaku* (Teufelszungenwurzel) gemacht sind (siehe Anhang). Der Konnyaku-Schwamm soll die Gifte aus der Haut besonders gut herauswaschen. Seine Verwendung hinterläßt auf der Haut einen wunderschönen, juwelenartigen Glanz. Sowohl die Konnyaku- als auch die Meeresschwämme sind nahezu unverwüstlich, aber trotzdem zart, und sie sind so am besten geeignet für empfindliche, irritierte Haut oder für Babys.

Fingerspitzen

Schließlich können fürs Gesichtwaschen die Finger benutzt werden, die einfachste, natürlichste, haltbarste aller traditionellen Methoden.

Was auch immer für eine Gesichtswaschmethode gewählt werden mag, die japanische Technik ist sowohl vorsichtig als auch sorgfältig. Alle Bewegungen sollten weich und leicht und respektvoll gegenüber der Haut sein. Niemals hastig oder gar rauh. Und sie sollten gleichzeitig behutsam und gewissenhaft sein und so jede einzelne Pore exakt reinigen helfen. Die japanische Mutter wird ihrer Tochter beibringen, ihr Gesicht so zu waschen, als ob es um einen kostbaren Schatz ginge, um ein seltenes Kunstwerk. Sie wird angewiesen, ihre Haut, ohne die geringste Beschädigung zu verursachen, sozusagen auf Hochglanz zu bringen, zu polieren.

Die Schritte beim Gesichtwaschen auf japanische Art

* Trage auf die Haut Öl auf, um Make-up und Schmutz zu beseitigen. Massiere vorsichtig und sorgfältig.
* Wasche mit angefeuchtetem Reinigungsmittel (mittels Läppchen, Bürste, Schwamm oder Finger), um verbliebenes Öl und wasserlöslichen Schmutz zu entfernen. Das Wasser sollte Körpertemperatur haben.
* Spüle die Haut mit klarem Wasser ab (sehr sorgfältig), und beende die Prozedur, indem du dir einige Male kräftig eiskaltes Wasser mit den Händen ins Gesicht spritzt.
* Benutze fürs Gesichtabtrocknen Gaze, Musselin, Käsegaze oder Seide und tupfe damit das Gesicht trocken.

Reinigungsöl

Dieser erste Schritt im Reinigungsprozeß des Gesichts soll bewirken, daß öllösliches Make-up aufweicht, abgelöst und entfernt wird. Ebenso anderes Fett oder Schmutz. Für diesen Zweck kann fast jedes Öl verwendet werden, doch der japanische Favorit heißt Kamelienöl.

Wirkung: Entfernt öllöslichen Schmutz und Kosmetik.

Indikationen: Alle Hauttypen.
Anwendung sooft wie möglich vor dem Gesichtwaschen, besonders am Abend.

Bestandteile: Jedes reine, natürliche Öl: Kamelienöl, Sesamöl, Distelöl, Haifischleberöl, Walnußöl.

Anwendung: Bringe ungefähr einen Eßlöffel voll Öl ins Gesicht und verteile es leicht kreisend mit den Fingerspitzen.
Entferne danach das Öl sorgfältig, ohne zu reiben mit einem Wattebausch aus Baumwolle oder mit Gaze.

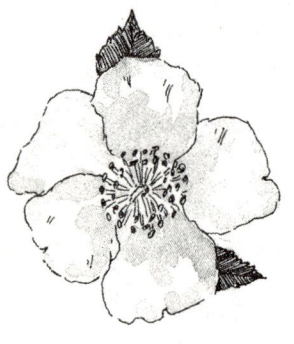

Gesichtswaschung mit Reiskleie

Wirkung: Reinigt, hellt auf, nährt, gibt Feuchtigkeit und Geschmeidigkeit, heilt und glättet.

Indikationen: Alle Hauttypen.
Wird empfohlen statt Seife für Babyhaut, empfindliche oder geschädigte Haut. Tägliche Anwendung.

Bestandteile: Reine, frische Reiskleie, gemahlen.

Anwendung: Fülle ein kleines Waschläppchen aus Seide oder Baumwolle gut voll mit Reiskleie, die sehr fein gemahlen wurde.
Das Läppchen wird für ein paar Minuten in ein Bad oder in eine Schale mit warmem Wasser gelegt, und dann leicht ausgewrungen. Wenn dabei die herausfließende Flüssigkeit etwas milchig ist, ist das Utensil zum Gebrauch bereit.
Reibe mit leichtem Druck das Kleiesäckchen massierend über das Gesicht, vorsichtig, dann spüle ab. Alternative Methode: Mixe die Kleie mit warmem Wasser in der Hand, massiere sie ins Gesicht ein und spüle ab.
Der Reiskleiesack kann für etwa zwei bis drei Waschungen benutzt werden, wenn er einmal angefeuchtet worden ist. Zwischen dem Gebrauch hänge ihn an einen trockenen Platz. Nach mehrmaliger Benutzung muß er vollständig entleert werden, sorgfältig mit Seife gewaschen und für den weiteren Gebrauch getrocknet werden.

Bemerkung: Um die Kleie frisch zu halten, verstaue sie gut verschlossen an einem trockenen, kühlen Platz.

Irgendwann in der Morgendämmerung ihrer langen Geschichte entdeckten die Japaner, daß die reichhaltige Kleie des Reises einige besondere Eigenschaften aufzuweisen hat. Sie wurde ursprünglich zum Reinigen von Holzfußböden benutzt, und man sah, daß die Reiskleie nicht nur den Schmutz beseitigte, sondern auch den Boden mit einer feinen Schicht Öl überzog, wodurch dieser über die Jahre hinweg einen intensiven und seidigen Glanz bekam. Frauen, die das Wasser benutzten, das vom Reiswaschen übriggeblieben war oder vom Abwasch- bzw. Badvorbereitungswasser extra zurückbehalten wurde (die Japaner haben eine besondere Vorliebe dafür, ihre Produkte zu recyceln), bemerkten, daß ihre Haut immer schöner wurde, geschmeidig, weich, glänzend und zart. Haar, das in diesem Reiswasser gewaschen und gespült worden war, war gut gereinigt, hatte jedoch nichts von seinem natürlichen Glanz verloren, da die Reiskleie es mit der richtigen Menge Öl versorgte. Viele der alten Frauen in Japan benutzten lediglich Reiskleie für Gesicht, Körper und Haar. Sie meinen noch heute, daß es diese Reiskleie war, der sie ihre immer noch bemerkenswert feinporige, wunderbare Haut verdanken.

Azukibohnen-Puder

*Das Rosa des Azukibohnen-
Puders! Ein helles und perfektes
Pink: Das Rosa der Kirsch-
blüten, das Rosa von süßen Reiskuchen, das Rosa des Reises,
der gegessen wird, um den
Mädchentag zu begehen.
Der rosa Bohnenpuder ist seit
tausendzweihundert Jahren fürs
Gesichtswaschen in Gebrauch,
und das ist bis heute so geblie-
ben. Die Schönheiten am könig-
lichen Hof im alten Japan rieben Gesicht und Körper mit
kleinen Seidenbeutelchen ab,
die diesen Azukipuder enthielten; moderne japanische Frauen
benutzen Baumwollsäckchen
oder tragen den cremigen feuchten Puder direkt auf die Haut
auf. Die Azukibohne ist in
Japan hochgeschätzt für ihre
medizinischen Eigenschaften
und für ihre japanlackrote Farbe; ihre Wirksamkeit bei der
Schönheitsbehandlung ist tatsächlich die Zeit wert, die man
dafür aufwendet. Dieses delikate
Waschmittel mit den feinen Par-
tikelchen glättet und reinigt die
Haut tief, läßt sie strahlend,
straff und seidenweich werden.*

Wirkung: Reinigt, entfernt abgestorbene Hautschichten, hellt auf, macht weich und zart, stimuliert.

Indikationen: Alle Hauttypen.
Täglicher Gebrauch.

Bestandteile: Azukibohnen

Herstellung: Die Azukibohnen müssen kurz angeröstet werden, damit die Feuchtigkeit verdampft. Benutze eine schwere Pfanne mit langem Stiel und erhitze die Bohnen fünf bis zehn Minuten bei mittlerer Hitze. Rühre dabei ständig um. (Falls die Bohnen ihre rote Farbe verlieren, sind sie zu lange geröstet.)
Mahle die Bohnen sehr fein in einer Kaffee- oder Kornmühle (früher wurden sie steingemahlen). Dann siebe sie. Der Puder sollte so fein und weich wie Gesichtspuder sein.
Bewahre den Puder in einem verschlossenen Gefäß auf und halte ihn frei von Feuchtigkeit.

Anwendung: Mixe den Puder mit ein wenig warmem Wasser auf der Handfläche. Verteile die Bohnencreme über das Gesicht und massiere sie leicht ein, dann Abspülen.

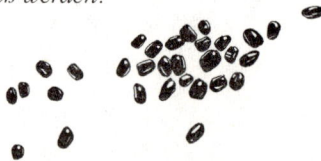

Perlgerste und Azukibohnen-Puder

Wirkung: Reinigt, klärt, entfernt abgestorbene Hautzellen, hellt auf, glättet, stimuliert, entgiftet und verschönert.

Indikationen: Alle Hauttypen.
Empfohlen für schwierige Haut, Sommersprossenhaut, bei Warzen und Altersflekken.
Täglicher Gebrauch.

Bestandteile: Perlgerste (Coix Lacrymae Jobi)
Pinkpuder von Azukibohnen.

Herstellung: Streue die Perlgerste in eine Pfanne, um sie bei mittlerer Hitze etwa fünf bis zehn Minuten trockenzurösten. Rühre ständig.
Mahle die Samen zu einem feinen Puder in einer Korn- oder Kaffeemühle, siebe sie durch.
Verwahre sie in einem verschlossenen Gefäß an einem trockenen Ort.

Anwendung: Gib die beiden Ingredienzen zu gleichen Teilen entweder in die hohle Hand oder in ein Waschsäckchen, feuchte mit ein wenig warmem Wasser an und massiere den Brei vorsichtig ins ganze Gesicht ein. Spüle ab.

Perlgerste, auch bekannt als Jakobstränen, ist medizinisch das traditionelle japanische Hautmittel. Es läßt Flecken verschwinden, entfernt Warzen und Sommersprossen, hellt die Haut auf und verschönert generell. Jemand, der schlechte Haut hat, wird angewiesen, viel zu schlafen und eine Perlgerstenkur zu machen, Perlgerstenbrei zu essen, Perlgerstentee zu trinken und das Gesicht mit Perlgerstenpuder zu reinigen. Dies ist eine traditionelle orientalische ganzheitliche Heilungsweise.

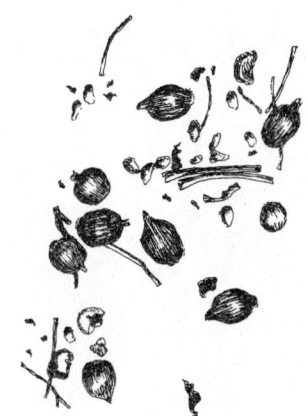

Kameliennüsse

Die Kameliennuß, die Kerne der Frucht des im Winter blühenden Kamelienbaums, hat die japanischen Frauen für Jahrhunderte mit dem hochgeschätzten Kamelienöl versorgt, das zu schönem Haar und einer Pfirsichhaut verhilft. Die Kamelienblüte selbst ist ein Symbol für weibliche Schönheit mit ihrer lebendigen Röte oder dem warmen Rosaton in den Blüten, die sich in zarter Anmut gegen das kalte Weiß des Winterschnees behaupten.

Wirkung: Klärt, entfernt abgestorbene Hautzellen und schenkt Feuchtigkeit.

Indikationen: Nicht empfohlen für fette oder empfindliche Haut, gut bei trockener und normaler Haut.
Wöchentlicher Gebrauch.

Bestandteile: Nüsse (Samen) des Kamelienbaums (Camelia Linné Japonicus).

Herstellung: Sammle die Kamelienfrüchte sofort nach ihrem Erscheinen am Baum im Herbst oder Winter; nimm die Nüsse aus den Schalen, trockne sie und hebe sie auf.

Anwendung: Gib einige Kameliennüsse in einen Gesichtswaschlappen, zusammen mit etwas Reiskleie. Schlage den Waschlappen einige Male gegen eine widerstandsfähige Oberfläche, wodurch die Nüsse zerkleinert werden und das Öl frei wird.
Feuchte den Waschlappen solange mit warmem Wasser an, bis eine milchige Flüssigkeit herauskommt, dann wische damit vorsichtig über das ganze Gesicht zur Reinigung.
Spüle das Gesicht sorgfältig ab.

Goldhonigwaschung

Wirkung: Reinigt, nährt, beruhigt, glättet und entgiftet.

Indikationen: Alle Hauttypen.
Empfohlen für alternde, trockene, empfindliche, entzündete Haut und für Babys.

Bestandteile: Natürlich reiner Honig, Reiskleie oder Bohnenpuder.

Anwendung: Vermische ein wenig Honig mit Waschpuder in der hohlen Hand, feuchte alles mit warmem Wasser an und massiere die Masse vorsichtig und sorgfältig in die Haut ein, spüle danach alles gut ab.

Eine andere Methode: Tauche ein *nukabukuro* (kleines, dünnes Schweißhandtuch oder Taschentuch aus Baumwolle) in warmes Wasser, nachdem du es mit Waschpuder gefüllt hast. Trage dann außen ein paar Tropfen Honig auf, bevor du dich damit wäschst. Gut abspülen.

Reine goldene Süße und Licht, der Honig, den die Sommerbienen sammeln, ist ein ganz natürlicher Schatz und Hort für die Schönheit. Honig wurde schon immer in allen Teilen der Welt wegen seiner heilenden und nährenden Eigenschaften geschätzt, und auch in der östlichen Kräutermedizin hat er seinen festen Platz gefunden.
In Japan gibt es Honigseife in flüssiger und in fester Form. Sie ist besonders beliebt wegen der beruhigenden Wirkung, wunderbar für irritierte empfindliche Haut. Die Reiskleie, gemischt mit Honig, ist ein ausgezeichnetes Mittel gegen entzündete Babypopos und bei Jugendakne. Als Mittel bei alternder oder bei trockener Haut hilft Honig, die Feuchtigkeit anzureichern und zu halten, wobei die Blutzirkulation sanft angeregt und die Zellen mit Nährstoffen versorgt werden. All dies ergibt eine zarte und strahlende Haut.

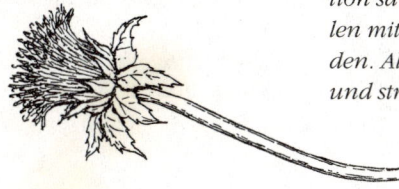

Waschung mit braunem Zucker

Brauner Zucker heißt in Japan kurozato = schwarzer Zucker. Er ist nicht wirklich schwarz, sondern von einer tief goldbraunen Farbe. Dieser einfache, nicht raffinierte Zucker besteht aus verschieden großen Stücken, die sich zum Teil schon zu Puder zerrieben haben; er sieht wie ein süßes, magisches Erdmineral aus. Und tatsächlich ist dieser Zucker überaus reich an Mineralien und Vitaminen, die für die Haut sehr gut sind. Er hat den würzigen Geschmack und Geruch von Melasse, und er kann durch diese ersetzt werden, falls der richtige braune Zucker nicht zu bekommen ist. In Japan gibt es sogar eine Seife aus kurozato. Die jungen Leute schätzen sie für ihre Eigenschaft, bei Akne zu beruhigen und ebenso bei überaktiven Fettdrüsen; und Frauen in einem gewissen Alter bringen braunen Zucker mit der Eigenschaft der Revitalisierung und Glättung von müder und bleicher Haut in Verbindung.

Wirkung: Reinigt, nährt, gibt Feuchtigkeit, belebt und macht geschmeidig.

Indikationen: Alle Hauttypen. Empfohlen für fette oder Problemhaut. Täglicher Gebrauch.

Bestandteile:
für Braunzucker-Sirup:
  230 g dunkler, nicht raffinierter Zucker
  480 ml reines Quellwasser
zum Waschen:
  dunkler Zuckersirup
  Reiskleie, Bohnenpuder oder Singvogelmist

Herstellung: Um den Sirup zuzubereiten, erhitze Zucker und Wasser in einem Topf (kein Metall) über kleiner Flamme. Ständig umrühren. Sowie sich Schaum bildet, abschöpfen.
Wenn diese Mixtur dickflüssig wird, nimm den Topf vom Herd zum Abkühlen. Schütte die Flüssigkeit um in ein Glasgefäß und stelle sie in den Kühlschrank.

Anwendung: Verfahre wie bei der Goldhonigwaschung S. 23.

Algen-Gesichtswaschung

Wirkung: Reinigt, stimuliert, entgiftet, belebt, tonisiert.

Indikationen: Alle Hauttypen.
Empfohlen für alternde Haut.
Täglicher Gebrauch.

Bestandteile: Jede käufliche Algenart, wenn sie ohne Zusätze ist, in Blatt- oder Puderform.

Herstellung: Die Algen in lauwarmem Wasser einweichen, für ungefähr 20 Minuten. (Zermahlene Algen können gleich so benutzt werden).

Anwendung: Tu die eingeweichten Algen in ein Gesichtswaschläppchen – Algen in Puderform können genauso benutzt werden –, mit warmem Wasser anfeuchten und vorsichtig in die Haut einmassieren. Abspülen.

Japan ist inmitten von Meeren gelegen, daher spielen Fische und Meerespflanzen sowie allerlei kleine Seekreaturen eine große Rolle in der Ernährung. Das japanische Algenbad ist wie ein Miniaturozean, in dem salziges Grün herumwirbelt, eine poetische Metapher, ähnlich wie die kleinen buckligen Bonsaikiefern in einem japanischen Garten. Die Gesichtswaschung und -massage mit grünen, braunen oder roten Algen ist nicht nur eine ästhetische und heitere Angelegenheit, diese Pflanzen sorgen für außerordentliche Schönheit und Gesundheit. Algen wirken so tonisierend auf die Haut, als wenn wir selbst im Ozean schwimmen würden. Alternde Haut schätzt die Algengesichtswaschung ganz besonders wegen der Kraft, Frische und Belebung, die sie dadurch erhält.

Singvogelmist

Im Februar in Japan, wenn die Tage immer noch dunkel sind und bittere Kälte herrscht, wenn es immer noch schneit, erscheint mitten in dieser Winterlandschaft das warme, zarte Rosa des blühenden Pflaumenbaums wie ein erstes Frühlingsgeflüster.

Um den Pflaumenblüten die Ehre zu erweisen, ziehen nun die Singvögel von ihrem Winterquartier in den hohen Bambushainen in ihre Frühlingsresidenz auf dem Pflaumenbaum um. Schnee, Blüten von mädchenhaftem Pink und winzige Vögelchen, den Frühling begrüßend, all diese Vorstellungen sind mit dem Bild der delikaten weißen Haut und den zartrosagefärbten Wangen der Geishas verbunden.

Humor erleichtert diesen überschwenglichen Lobgesang – ist es doch gerade der Mist dieser Vögel, der der Geisha den perlenhaften Glanz auf ihrer Haut verleiht. Dieses esoterische Schönheitsreinigungsmittel wird von modernen jungen Frauen als ein etwas ungewöhnliches Mittel angesehen, jedoch einige Frauen benutzen es immer noch. Kleine Packungen von getrocknetem Vogelmist kann man sogar in der Drogerie bei mir um die Ecke bekommen.

Wirkung: Reinigt, hellt auf, nährt, tonisiert, glättet, gibt Feuchtigkeit und löst abgestorbene Hautzellen.

Indikationen: Nicht empfohlen für empfindliche Haut oder für Allergikerinnen. Unterstützend für alternde Haut, fette Haut, geschädigte oder rauhe Haut. Benutzung ein- oder zweimal wöchentlich.

Bestandteile: Getrockneter Singvogelmist.

Herstellung: Falls du einen oder zwei Singvögel hältst, um dich mit *uguisunofun* zu versorgen, sollten die Vögel proteinreich, fettreich und mit viel Grünzeug gefüttert werden. Empfohlen wird salzfreier Frischwasser-Fischpuder, ferner Soyabohnenpuder, pulverisierte grüne Blätter und pelzige Raupen.

Der Mist wird gesammelt, in die Sonne gelegt zum vollkommenen Trocknen, in einem Mörser zu einem feinen Puder zerdrückt und dann in einem luftdichten Gefäß verschlossen. (Feuchter Vogelmist irritiert die Haut und sollte nicht verwendet werden.)

Anwendung: Feuchte den Puder mit etwas warmem Wasser an, dann massiere die Masse sanft ins Gesicht ein.

Uguisunofun kann bis zu zwanzig Minuten als Gesichtspackung auf der Haut belassen werden, wobei sich seine glättende, bleichende und alte Hautzellen beseitigende Wirkung erhöht.

Uguisunofun kann auch mit Reiskleie gemischt werden, das ergibt ebenfalls eine wirkungsvolle Gesichtswaschung. (Im Gegensatz zur Reiskleie sollte getrockneter Vogelmist, sobald er einmal angefeuchtet worden ist, nicht für mehrmaligen Gebrauch aufgehoben werden.)

Bemerkung: Dieses ungewöhnliche Rezept ist so, wie ich es hier aufgeschrieben habe, eines der größten Schönheitsgeheimnisse in Japan.

Einst machten die Schönheiten bei ihrem täglichen Spaziergang halt an dem örtlichen Vogelladen, um sich mit einem persönlichen Vorrat zu versehen. Obwohl die Idee, sich Vogelmist ins Gesicht zu massieren, zuerst etwas befremden mag, so ist dieses grünlich-weiße Pulver doch sehr wirksam; das Gesicht wird wie Satin, die Poren verkleinern sich, die Haut sieht wie neu aus!

Kaltwasser-Gesichtsdusche

Diese Kaltwasserbehandlung des Gesichts, die nach der sorgfältigen Reinigung der Haut vorgenommen werden kann, ist eine ganz einfache und harmlose Methode, um den Kreislauf anzuregen, den Zellstoffwechsel zu aktivieren und der Haut ein gesundes, strahlendes Aussehen zu geben. Mit beiden Händen wird das kalte Wasser in das Gesicht gespritzt, etwa fünfzehn Mal. Das Wasser sollte so kalt wie möglich sein. Die japanischen Großmütter sagen, diese Behandlung, morgens und abends vorgenommen, verhindert das Entstehen von Falten. Nach einem ausgedehnten Bad zum Beispiel ist es gut, den Wasserhahn aufzudrehen und sich das kalte Wasser übers Gesicht rinnen zu lassen. Wenn du während dessen noch kräftig das Gesicht abklopfst, erhöht das die Wirkung beträchtlich. Wenn du kein Bad nimmst, fülle einfach das Waschbecken mit kaltem Wasser und spritze es in das Gesicht.

Diese Praktik erinnert mich an die japanische Vorliebe, sich mitten im Winter unter eiskalte Wasserfälle zu setzen, um sich »abzuhärten« – eine Disziplin, die aus dem Zen-Buddhismus stammt. Die hier vorgestellte »Heimversion« ist nicht halb so rigoros.

Gesichtswässer

Vielleicht weil der japanische Archipel von seiner Natur her ein feuchter Ort ist, umgeben von Meeren und Ozeanen, zahlreichen lebendigen Süßwasserseen und -flüssen und mit einem an Regen und Nebel reichen Klima, bedient sich die traditionelle japanische Kunst der Schönheit nur der feinsten und leichtesten Wasserpflanzen und Tonics, um die natürliche Feuchtigkeit der Haut zu bewahren. Während es in der westlichen natürlichen Schönheitstradition vieles gibt, was reich an Inhaltsstoffen, ölig/fettig und cremig ist, ziehen die Japaner das Helle, Durchsichtige und Reine vor.

Für die japanische Frau ist die Benutzung von Gesichtswasser, Gesichtsspülung oder Toniclotion ein wesentlicher Teil der täglichen Schönheitspflege. So einfach und subtil diese Gesichtswässer zu sein scheinen, erfüllen sie doch eine wichtige Funktion: Den Schutz der Haut gegen Sonne, Wetter und Austrocknung. Darüber hinaus verbessern viele von ihnen das Hautbild, hellen Sommersprossen und Altersflecken auf, sie heilen Entzündungen, kleine Wunden und regen den Kreislauf an. Da fast alle diese transparenten oder halbdurchsichtigen Gesichtswässer der Haut helfen, ihre Feuchtigkeit zu halten, werden sie besonders gern von älteren Frauen verwendet, um den ersten Fältchen und Falten, trockener Haut und anderen Alterserscheinungen vorzubeugen.

Es gibt Gesichtswässer und -lotionen für jede Jahreszeit: Gurke für den Sommer, brauner Zucker oder Reis für die Winterzeit, Pflaume für den Frühling, Luffagurke für den Herbst. Luffaweinwasser war sehr lange Zeit das beliebteste Gesichtswasser; ursprünglich wurde es von den Bäuerinnen benutzt, um ihre Haut vor der Schädigung durch die heiße Sonne und vor dem Austrocknen durch die scharfen Winterwinde zu schützen.

Jedes der hier aufgeführten Rezepte ergibt für sich eine eigene Art von Nutzen für die Haut – einige eignen sich mehr für die Reinigung und Verfeinerung, andere unterstützen bei Schutz und Nährung, und noch andere konzentrieren sich auf Zartheit und wollen glätten. Bei täglicher Anwendung über längere Zeit hinweg bekommt die Haut ein gesünderes und schöneres Aussehen. Da diese Gesichtswässer nur sehr leichte Pflanzenöle und -nährstoffe enthalten, werden die Hautporen nicht verstopft; die Haut wird genährt, kann jedoch trotzdem atmen.

Wann und wie Gesichtswässer, -spülungen und -tonics angewendet werden sollen

* Bei Gesichtswasser und -tonic: Nach der Gesichtsreinigung leicht trockentupfen, dann gib etwas Gesichtswasser oder -tonic auf ein Baumwollpad oder auf ein Stück gefaltete Gaze und tupfe das Gesicht ab. Laß das Gesicht dann an der Luft trocknen.
* Bei Gesichtsspülung: Laß etwas lauwarmes Wasser ins Waschbecken laufen und gib dann einige Tropfen von der Spülung dazu. Spritze diese Flüssigkeit dann einige Male in das gereinigte Gesicht. Was abfließt, sammelt sich immer wieder im Becken. Abtupfen und an der Luft trocknen lassen.

Eine Bemerkung zum Haltbarmachen

Wenn du eines der angegebenen Gesichtswässer oder -tonics herstellen willst, kannst du ein natürliches Konservierungsmittel beimischen, um sie ein bißchen länger haltbar zu machen. Das ist besonders nützlich, falls du beabsichtigst, einen Schönheitsplan über eine längere Zeit hinweg durchzuführen. Einige Tropfen Benzoe-Harz (im Verhältnis ungefähr eineinhalb Teelöffel Benzoe-Harz auf eine Tasse – 240 ml – Flüssigkeit) machen die Lösung haltbar. Benzoe wirkt adstringierend, antiseptisch, beruhigend und mild anregend. Nachdem du das Benzoe-Harz zugegeben hast, gieße die Mixtur in eine saubere, gutschließende Glasflasche und bewahre sie im Kühlschrank auf. Stelle die Gesichtswässer und Tonics nur in kleinen Mengen her und schüttle sie gut vor jedem Gebrauch. Jede Änderung im Aussehen oder im Geruch sind ein deutlicher Hinweis darauf, daß sie nicht mehr frisch sind.

Lotuswurzelwasser

Wirkung: Tonisiert, heilt, beruhigt Hautirritationen.

Indikationen: Alle Hauttypen.
Empfohlen bei geschädigter Haut, bei empfindlicher Haut.
Täglicher Gebrauch oder bei Bedarf.

Bestandteile:
2 Eßlöffel (30 ml) frische Lotuswurzel,
1 1/4 Tasse (300 ml) reines Quellwasser.

Herstellung: Zerkleinere die Lotuswurzel auf einer Reibe, fülle sie in ein Gefäß (kein Metall) mit kaltem Wasser und laß alles zusammen einen Tag stehen.
Koche dann diese Mixtur bei kleiner Flamme, bis sich die Flüssigkeit auf die Hälfte verringert hat. Filtere das Ganze durch ein Tuch (Gaze), und laß es abkühlen. Die Rückstände können weggeworfen werden.
Fülle die Flüssigkeit in eine Glasflasche ab und halte sie im Kühlschrank, nicht länger als 3 Tage.

Anwendung: Trage die Flüssigkeit mit einem Baumwollpad oder mittels Gaze auf das gereinigte Gesicht auf. Falls die Haut sehr irritiert oder geschädigt ist, trage danach keine Feuchtigkeitsmittel auf oder auch keine Grundcreme, sondern tupfe lediglich vorsichtig etwas losen Puder mit einer Puderquaste auf die Haut.

Lotus (nelumbo nucifera) gehört zur Familie der Nymphengewächse. Nicht nur der Name klingt mystisch wunderschön, die ganze Pflanze ist es, mit ihren lilafarbenen, runden Blättern und ihren extravaganten meditativen Blüten und mit ihren löchrigen Wurzeln, die, wenn in Scheiben geschnitten, wie ein Scherenschnitt aussehen und an Matisse erinnern.
Lotuswurzel ist von alters her ein Bestandteil der japanischen Küche, ebenso eine traditionelle Heilpflanze. Das Rezept, das hier angegeben ist, hilft auch bei Entzündungen (beruhigt) und bei Hitzebläschen.

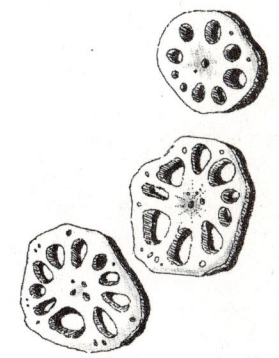

Der ehrenvolle Geist des Reises

Frauen, die in Japans »Wasser-handel« arbeiten – der Terminus meint das Nachtleben, das in der Hauptsache aus Trinken besteht –, wird nachgesagt, daß sie die nichtgetrunkenen alkoholischen Reste, den Sake, auf ihre Haut reiben, um diese schön zu erhalten. Sake ist ein fermentiertes Getränk, das aus Reis hergestellt wird. Ursprünglich wurde es von den japanischen Göttern erschaffen, und es ist auch immer noch in Gebrauch bei der Shinto-Hochzeit und bei der Ahnenverehrung. Der beste Sake kommt aus derselben Gegend Japans, aus der auch die schönsten Frauen kommen. Das sind die Gebiete mit kristallklar-frischem Wasser und bester Reisqualität. Die Sake-Gottheit ist eine eifersüchtige Gottheit, von der gesagt wird, daß sie sich schlecht benimmt gegenüber den Frauen, die in den Brauereien arbeiteten; doch im alten Japan war es Sitte, daß nur die schönsten jungen Mädchen zum Reiskauen und -wiederausspucken ausgesucht wurden. Dieses war die althergebrachte Methode, den Fermentationsprozeß und damit die Sakeproduktion zu beginnen. Ein solcherart hergestellter Sake wurde »Schönheits«-Sake genannt. Vom Sake wird behauptet, daß er Altersflecken bleichen könne und irritierte und sonnengeschädigte Haut kühle und beruhige.

Wirkung: Beruhigt, bleicht, glättet und kühlt.

Indikationen: Alle Hauttypen. Täglicher Gebrauch.

Bestandteile: Sake (japanischer Reiswein)

Anwendung: Tupfe einfach ein wenig Sake auf die Haut, mit den Fingern, mit einem Baumwollpad oder mit Gaze. Nicht abspülen.

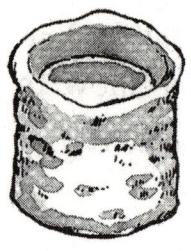

Das erste Reiswaschwasser

Wirkung: Nährt, heilt, macht die Haut geschmeidig und gibt ihr Feuchtigkeit, macht zart.

Indikationen: Alle Hauttypen.
Empfohlen für trockene Haut.
Täglicher Gebrauch.

Bestandteile: Reiner Reiskleiepuder.
Wasser.

Herstellung: Gib ein paar Löffel voll fein gemahlener Reiskleie in das Waschbecken oder in ein Gefäß mit kaltem Wasser

Anwendung: Spritze dieses Reiskleiewasser mehrere Male in das frisch gereinigte Gesicht.
Dieses Wasser kann abgespült werden mit einem letzten, eiskalten Wasserguß wie bereits beschrieben. Manche Frauen ziehen es vor, das Kleiewasser nicht zu entfernen, um der Haut Feuchtigkeit zu erhalten.

Bevor der polierte Reis gekocht wird, wird er – nahezu ritualisiert – gewaschen, gewöhnlich fünf Minuten lang, bis das vorher milchig erscheinende Waschwasser klar bleibt. Das erste (milchige) Wasser enthält die größte Menge an feinen Kleiepartikeln, die aus dem Polierprozeß des Reises stammen.
Früher, als das Reispolieren ohne jegliches Schleifmittel vorgenommen wurde, enthielt das erste Wasser nur reine Kleie und nährte die Haut vollkommen. Heutzutage, außer man kann sicher sein, daß der Reis keinerlei Zusätze enthält, ist es das Beste, du stellst dir dein erstes Reiswaschwasser selber her.

Gurkensaft-Tonic

Gurkentonic ist eines der beiden klassischen Schönheitswässer in Japans kosmetischer Tradition. Es wird am Morgen benutzt, und zwar im Sommer. Luffa-weinwasser ist für den Abend im Winter.
Die Kraft der Gurke in Sachen Schönheit ist außerordentlich und vielfältig. Sie ist nützlich gegen Falten, Sommersprossen, kleine Beschädigungen, Sonnenbrand, trockene Haut, fettige Haut, rauhe Haut und fast jedes andere Problem.

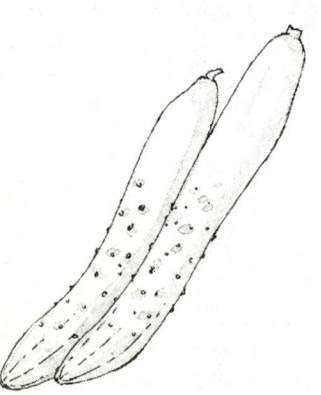

Wirkung: Reinigt, kühlt, heilt, läßt Falten und Fältchen verschwinden, hellt auf, beruhigt und gibt Feuchtigkeit.

Indikationen: Alle Hauttypen. Empfohlen für fettige Haut, sonnengeschädigte Haut, beschädigte Haut und Falten.

Bestandteile: 150 g geschnitzelte frische Gurke, 2 Tassen (480 ml) *shochu* (Shochu ist ein geschmack- und farbloser, destillierter Alkohol von 20–45 %, A. d. Ü.) oder Wodka.
Täglicher Gebrauch.

Herstellung: Lege die Gurkenstücke zu dem *shochu* in ein Weithalsglas und verschließe es sorgfältig. Verwahre es für eine Weile an einem kühlen und dunklen Platz, dann entferne die Rückstände, indem du das Ganze durch ein Sieb oder eine Gaze gibst.

Anwendung: Nachdem du das Gesicht gereinigt hast, tupfe den Gurkensaft ins Gesicht, indem du eine damit getränkte Gaze benutzt. Sei sorgfältig und vorsichtig. Nicht abspülen.
(Ein wenig frische Gurke bzw. Gurkensaft direkt von der Frucht kann genausogut benutzt werden.)

Bemerkung: Überempfindliche Haut kann durch Gurke irritiert werden; in diesem Fall nicht verwenden.

Tonic aus grünem Tee

Wirkung: Stimuliert, beruhigt Irritationen und Sonnenbrand, wirkt adstringierend, tonisiert, festigt und hebt das Gewebe.

Indikationen: Alle Hauttypen.
Empfohlen bei alternder oder müder Haut, rauher Haut.
Täglicher Gebrauch.

Bestandteile:
2 Teelöffel Grüntee-Puder,
1/2 Tasse (120 ml) reines Quellwasser,
eine Keramik-Teeschale,
kleiner Bambus-Tee-Quirl (erhältlich in manchen Ostasienläden).

Herstellung: Erwärme die Keramikteeschale in warmem Wasser. Tauche den Quirl (oder einen kleinen Metallschneebesen) in heißes Wasser. Leere die Teeschale und trockne sie ab.
Schütte den Pudertee in die Schale, zusammen mit heißem Wasser, und schlage diese Mischung, bis sie schäumt.
Überschüssiger Tee kann im Kühlschrank aufbewahrt werden, bis zu drei Tagen.

Anwendung: Wenn der Tee auf Raumtemperatur abgekühlt ist, tupfe ihn mit einem Pad oder mittels Gaze aufs Gesicht. Nicht abspülen.
Gekühlter Tee ist besonders erfrischend bei heißem Wetter; benutze ihn mit Eiswürfeln oder friere ihn im Gefrierfach ein.

Dieses elegante und einfache Schönheitsrezept verwendet den grünen Tee in einer seiner alten, traditionellen Gebrauchsarten als ein äußerliches Heilmittel. Das ehrwürdige blattgrüne Getränk, das von den Dichtern des fünfzehnten Jahrhunderts in China »flüssiger Jadeschaum« genannt wurde, nimmt den Ehrenplatz in der Zen-Teezeremonie ein, wo es zubereitet, gekostet und bewundert wird in einer Atmosphäre tiefer und zeitloser Kontemplation.
Um das Schönheitsritual angemessen zu würdigen und an der entspannend-ästhetischen Tradition des Tees teilzunehmen, müssen Geist und Verstand ruhig sein. Wähle deine Teeschale mit Bedacht aus, es sollte ein Keramikgefäß von Anmut und Kostbarkeit sein, und schenke deine besondere Aufmerksamkeit dann den Details der Zubereitung in der Teezeremonie. Die Bewegungen sollten langsam, friedvoll, voll stiller Bewußtheit des Augenblicks sein.

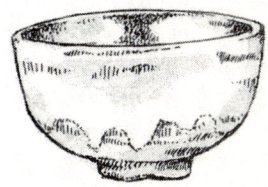

Luffaweinwasser

Pflanze deinen Luffasetzling im April, wenn der Frühling gerade so richtig begonnen hat, der Boden weich ist und die Sonne schon warm scheint. Du wirst das Wachsen der Pflanze beobachten, wie die Blätter und die Knospen sprießen, dann die gelben Blüten, bis endlich gegen Ende des Sommers die langen grünen Kürbisse schwer herabhängen. In der Nacht des letzten Septembervollmonds schneide den Weinstamm ungefähr im Abstand von fünfzig bis siebzig Zentimeter vom Boden ab, dann steche das abgeschnittene Ende der Pflanze in eine 1,8-Liter-Sakeflasche. Umhülle die Flaschenöffnung, um den Inhalt vor Staub und Luft zu schützen, und lasse die Flasche sich mit dem Luffasaft füllen. Das kann einen Abend bis zu einigen Tagen dauern.

Luffaweinwasser wirkt bleichend, schützend, feuchtigkeitsspendend und heilend, und daher wurde es von den Frauen für lange Zeit als ideales Schönheitswasser angesehen, welches die zarte Haut vor der scharfen Kälte des japanischen Winters und vor der starken Hitze des Sommers schützt. Luffaweinwasser wird ebenfalls von vielen japanischen Firmen kommerziell hergestellt.

Wirkung: Schützt, bleicht, gibt Feuchtigkeit, heilt und glättet.

Indikationen: Alle Hauttypen.
Empfohlen für die Altershaut, für Winterhaut, für Haut, die der Sonne ausgesetzt ist, für trockene Haut.

Bestandteile: Luffaweinsaft oder -mark, (eventuell japanischer Sake oder *shochu* [Wodka]).

Herstellung: Sobald du das frische Luffamark gesammelt hast, kannst du dich der folgenden zwei Methoden bedienen, um den Saft haltbar zu machen.
Die Weinwasser-Puristen schwören darauf, das Wasser ohne jeden Zusatz zu verwenden. Sie filtern es nur durch Gaze und füllen es sofort in eine sterilisierte Glasflasche, um es dann an einem kühlen und dunklen Platz (Kühlschrank) aufzubewahren.
Eine andere, üblichere Methode ist es, entweder Sake oder *shochu* (1 Teil Alkohol auf 5 Teile Saft oder Mark) zuzugeben und weiter wie oben zu verfahren; die Flaschen sollten klein sein und kühl aufbewahrt werden.

Anwendung: Aufs frisch gereinigte Gesicht mit Pads oder mittels Gaze tupfen. Nicht abspülen.

Kiefernnadelwasser

Wirkung: Stimulierend, beruhigend, reinigend, schützend.

Indikationen: Alle Hauttypen.
Empfohlen für ältere Haut.
Täglicher Gebrauch.

Bestandteile:
Eine große Handvoll Kiefernnadeln,
1 1/4 Tassen (300 ml) reines Quellwasser.

Herstellung: Lege die Nadeln ins Wasser und laß sie dort einige Stunden ziehen. Dann aufkochen, die Flamme danach sofort kleiner stellen und fünf Minuten köcheln lassen.
Seihe die Flüssigkeit durch ein Gazetuch und entferne die Rückstände.
Laß alles vor dem Gebrauch abkühlen; Reste im Kühlschrank aufbewahren. Die Glasflaschen mit dem Kieferwasser können drei Tage aufgehoben werden.

Anwendung: Einige Tropfen des Wassers auf ein Pad oder auf Gaze tun und auf das frisch gereinigte Gesicht geben.

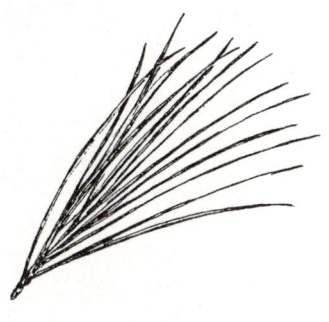

Kiefern, das bedeutet in Japan Frische, Unverbrauchtheit, Neues und Glück, Reinheit, langes Leben und das Gute. Die Kiefer ist der Baum des Neujahrsfestes, der Zeit, wo sich alles erneuert und wiederbeginnt.
Wenn der Gärtner an dem alten Kiefernbaum in unserem Garten arbeitet, beschneidet er ihn nicht nur mit beeindruckender Kunstfertigkeit, immer mehr anmutige Biegungen und elegante Kurven kreierend, er trimmt auch liebevoll die Nadeln, Zweig für Zweig, dort länger, hier kürzer, er dünnt aus und bringt in Form, unermüdlich, bis jedes kleinste Detail des Baumes ästhetisch perfekt ist. Die Gesamterscheinung nimmt einem den Atem, denn sie hat die Seele des Baumes sichtbar werden lassen. Der gesamte Prozeß nimmt zwei Zehnstundentage in Anspruch, an deren Ende der alte Mann von seinem Werk zurücktritt, sich mit einem zustimmenden Brummen verbeugt und mit seiner Bambusleiter in andere Gärten geht.
Kiefernwasser ist gut für die ältere Haut, die aus den kreislaufstimulierenden und feuchtigkeitsspendenden Eigenschaften Nutzen ziehen wird. Kiefer wirkt auch tonisierend, antibakteriell und leicht adstringierend, und so gibt sie der Haut ein angenehmes Gefühl reiner Frische.

Tonicum aus frischen Fruchtschalen

Karube-san, das war die Hebamme bei der Geburt meiner Tochter, ist eine erdverbundene Frau vom Lande, über siebzig Jahre alt. Sie hat Tausenden von Babys auf die Welt geholfen, und sie ist ein Quell von Weisheit, was tonisierende Tees, Gesundheitskräuter und stärkende Ernährung angeht. Wegen ihrer immensen Kenntnisse der Volksmedizin befragte ich sie über Schönheitsmittel. Ihre Antwort ist: Iß viel Fisch, schwarze Bohnen und Butzenkletten — Schönheit entsteht aus der Gesundheit —; sorg dich nicht um die Dinge; und reibe dein Gesicht mit den Schalen der Früchte ab, die du ißt. Sie rühmt sich, diese Fruchtschalenbehandlung ihr ganzes Leben lang gemacht zu haben, und ihre Haut ist tatsächlich wunderbar.

Wirkung: Tonisiert, nährt, erfrischt.

Indikationen: Alle Hauttypen. Täglicher Gebrauch.

Bestandteile: Jede mögliche Fruchtschale bzw. -rinde.

Anwendung: Reibe die Fruchtseite der Schale vorsichtig über das gereinigte Gesicht. Tupfe mit Gaze trocken, nicht abspülen.
Trockene Haut zieht Pfirsich- oder Aprikosenschalen vor, normale Haut liebt Wein; Zitronenschale und Grapefruit sind für fette Haut gut, die empfindliche Haut mag Birnen. Bei irgendwelchen Schädigungen und Entzündungen nimm Apfel.

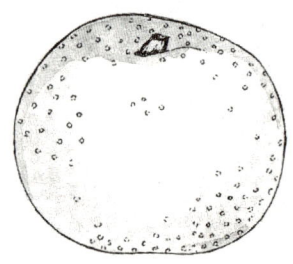

Rosa Pflaumen-Sake

Wirkung: Entfernt abgestorbene Hautzellen, macht geschmeidig, reinigt.

Indikationen: Alle Hauttypen.
Täglicher Gebrauch.

Bestandteile:
7 oder 8 Umeboshi (eingelegte japanische Pflaumen)
1 Tasse (240 ml) Sake (Reiswein).

Herstellung: Um das Salz aus der Umeboshi zu extrahieren, gib diese in ein Gefäß mit warmem Wasser. Wechsle das Wasser mehrmals täglich über einen Zeitraum von zwei Tagen.
Gib die nun salzlosen Umeboshi zusammen mit dem Sake in ein Glasgefäß und verschließe es. Nach einer Woche oder zehn Tagen filtere die Flüssigkeit durch eine Gaze und entferne die Rückstände.
Fülle sie in kleine Flaschen ab, wenn du willst.

Anwendung: Trage es mit Pad oder Gaze auf das gereinigte Gesicht auf. Nicht abspülen.

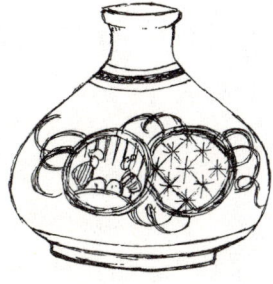

Viele der berühmtesten Schönheitsrezepturen sind von Geishas erfunden worden. So konnte der rosa Pflaumen-Sake zum Beispiel Hühneraugen in wenigen Tagen entfernen. Bei diesem Experiment dachte man sich, daß dieselbe Lotion im Gesicht ebensolche Geschmeidigkeit bewirken und zur Beseitigung abgestorbener Hautzellen beitragen könne und auf diese Weise für den frischen Ausdruck zu sorgen, den eine gesunde Haut hat. Dieser Gedanke erwies sich als wunderbar effektiv, und die Geisha, die dies herausgefunden hatte, erzählte ihren Freunden, den Sushi-Köchen, davon. Die Sushi-Köche rieben den rosafarbenen Pflaumen-Sake auf ihre Hände, die vom vielen Waschen und Schneiden des kalten Fischs rauh und gerötet waren. Die Sushi-Köche erzählten ihren Ehefrauen davon, und diese wieder ihren Freundinnen und so weiter, bis der rosafarbene Pflaumen-Sake ein Geheimnis geworden war, das jeder kannte, sogar ich, der es von der kleinen alten Frau erzählt wurde, die unten an der Straße Gemüse verkauft.

Braunzuckerspülung

Die Braunzuckerspülung ist ein einfaches, süßes Mittel für die Haut, die unter Streß oder unter Müdigkeit leidet.

Wirkung: Belebt, nährt, stimuliert, bleicht, gibt Feuchtigkeit, heilt Hautschäden und Entzündungen.

Indikationen: Alle Hauttypen.
Empfohlen für die trockene Haut, für müde Haut, für wintertrockene oder schuppige Haut, für die ältere Haut und für Problemhaut.
Täglicher Gebrauch.

Bestandteile: Reiner, nicht raffinierter Zukker oder Melasse in warmem Wasser.

Herstellung: Löse etwas braunen Zucker oder Melasse in warmem Wasser auf.

Anwendung: Spritze das Zuckerwasser mehrere Male ins frisch gereinigte Gesicht. Nicht abspülen.

Öle und Salben

In jenen alten Tagen, als die japanischen Frauen ihr Gesicht mit vielen schweren Lagen von weißem Puder bedeckten, wurde die Haut vorbereitet durch Öl, Pomade oder mit einem Öl-und-Wachs-Cerat als Grundlage. Dieses Make-up diente zweierlei Zwecken – es erleichterte das gleichmäßige Auftragen und den langen Halt des Puders, und es diente als Schutz der Haut vor dem austrocknenden Puder. Daher war es also wichtig, daß dies Make-up auf der Hautoberfläche blieb und nicht in sie einzog, also wie eine Art Folie fungierte.

Öle dienten traditionell dazu, die Haut während einer Gesichtsmassage gleitend zu machen, sie dienten ferner als Lösungsmittel beim Abschminken und schließlich als Heilmittel bei spezifischen Hautproblemen. Im alten Japan wurden die üblichen Haaröle und Pomaden ebenfalls für die Haut benutzt; sie bestanden aus Wachsen, Harzen, Nußölen und aus wohlriechenden ätherischen Ölen – Cassia, Bergamotte, Zitrone, Geranie, Nelke und Sandelholz, ferner auch aus Pflaumenkernöl oder Rosenwasser. Die Hersteller der Schönheitsöle bewahrten die Rezepte von geheimen Mischungen ätherischer Öle und mischten sie mit Trägerölen wie Sesam oder Walnuß. Die Öle, die ursprünglich fürs Haar komponiert waren, wurden allmählich auch für die Haut verwendet; man sagte ihnen heilende und verschönernde Wirkung nach, sie sollten Hautschäden bessern, die Haut weicher machen und als Tonics wirken.

Als die weißpudrigen Gesichter und die steifen, übersorgfältig geformten Haarfrisuren des alten Japan verschwanden, waren die Öle und Salben, die in der natürlichen Schönheitspflege benutzt worden waren, als Substanzen leichter und auch einfacher herzustellen. Heutzutage sind die Öle und Wachse ohne jeden Zusatz von Duftstoffen, und sie werden vornehmlich dazu benutzt, die Haut weich und geschmeidig zu machen und ihr einen strahlenden Glanz zu verleihen. Es sind immer noch die gleichen traditionellen Öle, die zur Herstellung bevorzugt werden – vor allem Kamelienöl, weiterhin Sesamöl, Distelöl, Walnußöl und Haifischleberöl. Haut, die keinerlei Fett benötigt, zieht Nutzen aus dem ölfreien und nichtglänzenden Aloe-Vera-Gel.

Wann und wie Öle und Salben zu verwenden sind

✳ Für eine Gesichtsmassage trage Öl oder Öl-Wasser-Gemisch auf das frisch gereinigte Gesicht, fahre mit der Massage fort und beende sie, indem du vorsichtig das überschüssige Öl mit Gaze oder Baumwolle entfernst. Danach kann, wenn gewünscht, ein Gesichtswasser, eine -spülung oder eine Toniclotion aufgetragen werden.

✳ Wenn du eine Make-up-Grundlage herstellen willst, mische einige wenige Tropfen Öl – Kamelienöl ist das beste für diesen Zweck – mit Wasser, und dann verteile die Flüssigkeit mit den Fingerspitzen im Gesicht.

✳ Als Nachbehandlung trage Öl oder Öl-Wasser-Gemisch auf das Gesicht auf und massiere es mit den Fingerspitzen leicht ein.

✳ Um Make-up zu entfernen, trage Öl mit den Fingerspitzen auf und massiere und reibe es vorsichtig ein, dann entferne es sorgfältig mit Baumwolle oder Gaze. Danach wie üblich Reinigung mit Wasser.

✳ Um Wimpern und Augenbrauen glänzend zu erhalten, kann abends nach dem Entfernen des Make-ups eine kleine Menge von Kamelienöl aufgetragen werden. Man sagt, daß diese Behandlung sehr anregend für das Wachstum von Wimpern und Augenbrauen ist. Kamelienöl kann auch tagsüber auf die Augenbrauen aufgetragen werden; ein einziger Tropfen Öl auf einem Augenbrauenkamm wird jedes aus der Reihe tanzende Härchen in die rechte Form bringen.

Die japanische Gesichtsmassage

Massage ist so sehr ein Bestandteil des japanischen Lebens, daß sie als selbstverständlich gelten kann. Massage – eine nützliche leichtere Version des formellen Fingerdruck-Shiatsu – ist in den Lehrplan von Tanz- und anderen Übungsklassen aufgenommen worden, sie wird von Sportteams angewendet, und sie gehört ebenfalls zum Standardprogramm in Schönheitssalons, wo der mit dem Haarewaschen befaßte Angestellte eine kurze, doch ungemein effektive Massage für die Stirn, die Kopfhaut, den Nacken und die Schultern durchführt. Kinder massieren ihre Eltern, Freunde massieren Freunde. Ich hatte Gelegenheit, ganze Klassen von Kindergartenkindern zu beobachten, die nacheinander bei ihren Lehrern ein energetisierendes Fäusteklopfen durchführten.

Das japanische Mädchen hört bereits in jungen Jahren, daß die Gesichtsmassage ein wichtiger Bestandteil der täglichen Schönheitspflege ist, ebenso wie die Reinigung. Diese einfache Praktik, so denkt man sich, ist ein wirkungsvoller Beitrag gegen das Älterwerden, eine der besten Vorbeugungsmaßnahmen! Frauen in jedem Alter massieren ihr Gesicht, um Faltenbildung zu verhindern oder um die Falten zu mildern, falls bereits welche bestehen. Indem die Muskeln und das Gewebe vorsichtig bewegt und stimuliert werden, regt man den Kreislauf und den Zellstoffwechsel an. Das sichtbare Ergebnis ist eine frischere und gesünder aussehende Haut.

Bei der regulären Gesichtsmassage scheinen sich tote und müde Bereiche zu beleben, angespannte Bereiche weicher zu werden, die Mimik glättet sich, Schatten und Tränensäcke oder dergleichen verschwinden. Die Gesichtszüge scheinen weicher zu werden, jünger und auch lebendiger. Das Erscheinungsbild der Haut wird seidiger. Der in den Tiefen der Poren eingeschlossene Schmutz kommt an die Oberfläche, und die Poren beginnen wieder zu atmen.

Eine täglich und gewissenhaft ausgeführte Massage wird Zug um Zug der Haut zu ihrer ursprünglichen Elastizität und zu ihrem natürlichen Tonus verhelfen. Diese manuelle Entspannung gewohnheitsmäßig verspannter Gesichtsmuskeln (z. B. die Bereiche um die Augen und den Mund) bewirken, daß wir allmählich die Anzeichen von Sorgen, Ärger, Angst und Streß früher erkennen und darauf reagieren können. All das, was zum Älterwerden beiträgt, all die Zeichen von Resignation und Rückzug vom positiv-aktiven Leben wird verschwinden.

Die Fingerdruckmassage basiert auf der alten Kunst des Shiatsu, die die *tsubos* anregt, das heißt die Punkte, die mit den entsprechenden inneren Organen im Zusammenhang stehen. Sie hilft, Energieblockaden oder Stauungen aufzulösen. Da diese *tsubos* angeregt werden, wird der japanischen Gesichts-Fingerdruckmassage nachgesagt, daß sie nicht nur das Gesicht verschönt, sondern darüber hinaus auch unserem gesamten Körper zugute kommt.

Die Gesichtsmassage wird abends durchgeführt, nach der üblichen, sorgfältigen Reinigung des Gesichts. Da der größte Effekt erzielt wird, wenn die Poren entspannt und sauber sind, neige zuerst den Kopf über heißes Wasser und laß den Dampf einige Minuten auf das Gesicht einwirken. Du kannst auch auf das Gesicht ein dampfendes Tuch halten. Es ist ebenfalls eine gute Idee, die Massage während eines Bades durchzuführen, da sie dann noch stärker wirkt. Um eine maximale Entspannung zu erreichen, sollten die Augen geschlossen bleiben.

Um die Haut nicht zu zerren oder irgendwie zu schädigen, ist ein Gleitmittel erforderlich. Nimm, wie bereits erwähnt, Kamelienöl, Sesam-, Walnuß-, Distel- oder Haifischleberöl. Falls gewünscht, kann für fettige oder strapazierte Haut auch Aloe-Vera-Gel genommen werden. Es ist gut, das Öl zuvor etwas zu erwärmen.

Die Gesichtsmassage besteht aus folgenden Grundstrichen und -bewegungen:

Stirn

* Nimm die vier Finger jeder Hand um lege sie derart auf die Linie der Augenbrauen, daß sich die kleinen Finger auf dem inneren Ende der Augenbrauen befinden, die Zeigefinger an die Schläfe. Bewege die Finger die Stirn aufwärts in geraden Strichen und wende dabei nur bei den Aufwärtsbewegungen Druck an. Wiederhole diese Striche zehn Mal.

* Lege die Zeige- und Mittelfinger beider Hände auf die Stirnmitte, die Fingerspitzen berühren dabei die Haut. Ziehe gerade Striche nach außen, bis zum Schläfenhaaransatz. Druck soll nur bei diesen Auswärtsstrichen erfolgen. Zehn Mal.

* Nimm jeweils die beiden Zeige- und Mittelfinger jeder Hand – presse dabei Zeige- und Mittelfinger fest zusammen –, lege die rechte Hand auf das innere Ende der rechten Augenbraue und die linken Finger auf das innere Ende der linken Augenbraue. Gleite in kleinen Kreisbewegungen aufwärts, in der Mitte beginnend, bis hin zur Haarlinie, im oberen Teil der Stirn. Zehn Mal.

Nase

* Presse zwei Finger zusammen, streiche dann von der Nasenwurzel herunter zur Nasenspitze. Der Druck soll nur beim Herunterstreichen erfolgen. Fünfzehn Mal.

* Nimm zwei zusammengepreßte Finger (beide Hände) und streiche damit die beiden Nasenseiten aufwärts. Druck nur beim Aufwärtsstreichen. Zehn Mal.

Augen

* Nimm die zusammengepreßten Finger (diesmal Mittel- und Ringfinger) beider Hände und streiche die oberen Lidstriche entlang. Bewege sie sanft vom inneren zum äußeren Augenwinkel. Dasselbe mit der unteren Augenumgebung. Dabei darf kaum Druck ausgeübt werden; dieser Strich löst Spannungen. Zehn Mal.

* Presse den Bereich des oberen Augenlids mit vier Fingern je Hand. Die kleinen Finger pressen dabei die Innenseite, die Zeigefinger die Außenseite, zur Schläfe hin. Führe dasselbe in dem Bereich des unteren Auges durch. Je fünf Mal.

Mund

* Nimm die beiden, zusammengepreßten Finger (Zeige- und Mittelfinger jeder Hand) und streiche oberhalb der Lippen nach außen, beginnend unter der Nase und horizontal weiter aufwärts bis zur Lachfalte hin. Dieselbe Bewegung erfolgt unterhalb der Lippen, auf dem oberen Teil des Kinns. Druck nur bei den Auswärtsstrichen ausüben. Zehn Mal.

Kinn und Wangen

* Streiche mit den zusammengepreßten Zeige- und Mittelfingern jeder Hand von der Mitte des Kinns aufwärts bis zur Gegend der unteren Wangen, Druck dabei nur beim Aufwärtsstreichen ausübend. Zehn Mal.
* Streiche mit dieser Fingerhaltung von dem Bereich der unteren, inneren Wange zum äußeren Bereich des Gesichts. Als nächstes führe den gleichen Strich von den Mundwinkeln aus durch und danach noch einmal von den Nasenflügeln aus. Druck nur beim Aufwärtsstreichen ausüben. Je zehn Mal.
* Jetzt plaziere die Zeige- und Mittelfinger beider Hände (also Finger nicht zusammenpressen) so, daß die Zeigefinger auf dem Wangenknochen liegen und die Mittelfinger an den Nasenflügeln. Streiche dann gerade zum äußeren Bereich des Gesichts, Richtung Ohr. Übe Druck nur beim Auswärtsstreichen aus. Fünf Mal.
* Hier geht es um dieselbe gleitende Bewegung, die unter »Stirn« beschrieben wurde. Streiche vom Kinnzentrum in Richtung Mund, und von den Mundwinkeln aus zum oberen, äußeren Wangenknochen. Druck nur beim Aufwärtsstreichen ausüben. Zehn Mal.
* Nun wird wieder mit den Fingern einfach auf eine Stelle gedrückt. Es geht um die Wangen. Halte die vier Finger jeder Hand so, daß die kleinen Finger beim Ende der Lachfalte im Mundwinkel liegen und die Zeigefinger knapp über dem äußeren Wangenknochen. Die anderen Finger sind dazwischen. Fünf Mal.

Nacken/Hals

* Presse wieder Zeige- und Mittelfinger zusammen und streiche die ganze Länge des Nackens/Halses auf diese Weise entlang nach unten. Zehn Mal.
* Jetzt wieder mit kleinen kreisenden Bewegungen mit den Fingerspitzen direkt den Hals hinunter, an der Seite des Kehlkopfs entlang. Zehn Mal.

Weil die Massage das Eindringen von Nährstoffen erleichtert, kann ein Wirkstoff wie brauner Zuckerextrakt, Melasse oder Honig vor dem Öl eingerieben werden. Es ist ungefähr ein Eßlöffel voll Öl für eine einzelne Massage nötig, damit die Finger gut über die Haut gleiten können. Die Massage ist nicht dazu gedacht, abgestorbene Hautzellen zu entfernen; es sollten also keinerlei Hautschleifmittel oder Pasten benutzt werden.

Die Massage wird normalerweise mit geschlossenen Fingerspitzen vorgenommen, und indem mit den Spitzen von Zeige- und Ring- sowie Mittelfinger auf die Haut Druck ausgeübt wird. Um diese Technik genau zu verstehen – sie ist zart und kräftig zugleich –, stell dir vor, daß deine Haut aus feiner Seide besteht, die dünn gewebt oder gespannt ist. Wenn du mit den Fingern einen bestimmten Gesichtsteil bearbeitest, solltest du ihn nicht spannen oder pressen. Die Grundbewegungen, aus denen die japanische Gesichtsmassage besteht, sind extrem sanfte, kreisend-gleitende Striche, gerade Striche und einfach statisches Drücken. Letzteres wird ausgeführt, indem die Fingerspitzen fest und relativ tief ins Gewebe hineindrücken. Der Druck soll dabei etwa jedesmal fünf Sekunden gehalten werden. Der Druck kann so stark sein, daß es gut ausgehalten wird.

Wenn die Massage beendet wird, soll alles überschüssige Öl mittels Baumwollpad oder Gaze entfernt werden, die mit einer Toniclotion getränkt wird. Wer eine fette Haut hat, sollte das überschüssige Öl nicht nur entfernen, sondern das Gesicht sollte noch einmal gewaschen werden, bevor die tonisierende Lotion auf die Haut getupft wird.

Behandlungen, Packungen und Rubbelcremes

Die Gesichtspackung gibt es in Japan noch nicht so lange. Die älteste Japanerin erinnert sich an den Gebrauch von Eiweiß und von Gurken für diesen Zweck, jedoch nicht an viel mehr. Denn in der japanischen Tradition hat die größte Bedeutung für die Ernährung und Pflege der Haut eine ordentliche Eßkultur. Wenn Frauen etwas derartiges für ihr Gesicht verwendeten, waren es flüssige Substanzen: Pflanzensaft, Zuckerwasser, Öl oder Ei.

So einfach diese Packungen erscheinen mögen, so sind sie doch äußerst wirkungsvoll. Ob sie mit oder ohne eine Maske aus Reispapier erfolgt, die flüssige Packung ist nach wie vor eine populäre japanische Schönheitsbehandlung.

Die für gründlichere und längere Wirkung gedachte westliche Maske/Packung mit ihrer dickeren Creme-ähnlichen Textur und ihren vielfältigen Kombinationen wirksamer Substanzen hat den Einsatz der traditionellen japanischen Schönheitsstoffe neu inspiriert. Reiskleie, brauner Zucker, Perlgerstenpuder, Soyabohnenmehl und die verschiedensten Früchte, Gemüse, Blumen und grünen Blätter ergeben effektive, wundervolle Mischungen für Gesichtspackungen. (Obwohl westliche Wirkstoffe für Schönheitspackungen auch von japanischen Frauen verwendet werden, manchmal in Kombination mit traditionellen Substanzen, führe ich diese bekannten Mittel westlicher Art hier in diesen Rezepten nicht an, ich nenne nur Rezepte der althergebrachten Art, die ohne Wirkstoffe westlicher Tradition auskommen.)

Viele dieser Behandlungen werden wie die Gesichtswässer angewendet – das heißt, sie werden auf der Haut belassen und nicht abgewaschen; in manchen Fällen werden sie sogar mehrmals im Laufe des Tages aufgetragen. Andere Wirkstoffe wiederum werden nur auf bestimmte Hautpartien aufgelegt als »spot packs«, danach abgespült. Diese Behandlungsarten dienen als Heilmittel für spezifische Hautprobleme, sie sind also richtige Kuren, die nicht mehr verwendet werden, wenn die Haut wieder gesund ist.

Die Rubbelcremes (rubs), die hier beschrieben werden, sind eine intensivere Version der Gesichtspackung, eine sehr wirkungsvolle Art der Behandlung mittels Gesichtsmassage. Diese Kuren werden, ähnlich wie die Packungen, später abgewaschen.

Wann und wie Behandlungen, Packungen und Rubbelcremes aufzutragen sind

✳ Vor diesen Behandlungen muß das Gesicht sorgfältig gereinigt sowie über einem Gefäß mit heißem Wasser bzw. im Bad Dampf ausgesetzt werden. Trockentupfen.

Packung

✳ Wenn eine flüssige Packung angewendet wird, befeuchte Gaze oder eine Reispapiermaske mit der Packungsflüssigkeit wie zuvor beschrieben und lege diese aufs Gesicht. Wenn die Packung leicht cremig ist, verteile gleichmäßig eine Schicht aufs Gesicht, laß dabei die Lippen und den Bereich um die Augen frei (auf diese Partien kann Kamelienöl oder Braunzuckerwasser aufgetragen werden, um sie zu nähren und geschmeidig zu machen). Die Packung kann auch auf den Hals aufgetragen werden, wenn das gewünscht wird. Es ist wichtig, sie für die angegebene Dauer aufgetragen zu lassen, gewöhnlich fünf bis zehn Minuten. Leg dich hin und entspanne dich, oder nutze die Gelegenheit zu einer Gesichtspackung, wenn du ein Bad nimmst. Denke dabei jedoch daran, daß ein heißes Bad für manche Packung nicht das richtige ist, da sie durch die Hitze dünnflüssig werden könnte. Um die Packung zu entfernen, löse sie vorsichtig mit warmem Wasser ab. Wenn die Packung vollkommen entfernt ist, schließe mit einer Kaltwasserbehandlung ab, wie bereits beschrieben. Trockentupfen.

Behandlung

✳ Betupfe das gereinigte Gesicht vorsichtig mit den Fingern, mit Gaze oder mit einem Baumwollpad mit dem Wirkstoff für die Behandlung. Laß ihn auf der Haut trocknen, nicht abspülen. (Wiederhole dies mehrmals am Tage, sooft wie nötig.) Manche Behandlungen sind als »spot packs« anzuwenden, konzentrieren sich also auf bestimmte Hautpartien. In solchem Fall wird wie bei Packungen vorgegangen.

Rubbelcremes

✳ Massiere das Mittel vorsichtig und sorgfältig ins gereinigte Gesicht ein, zwischen fünf und zehn Minuten. Gut abspülen und trockentupfen.

Als ein gelegentlich starker Anreiz für die Zirkulation und als ein Stimulans für die Zellaktivität ebenso wie als eine hin und wieder anzuwendende Dosis konzentrierter Ernährung und Behandlung für bestimmte Hautprobleme ist die Packung ein gutes Mittel. Packungen werden generell einmal in der Woche angewendet, doch je nach Art der Packung und des Hauttyps und dessen Bedarf können sie auch zwei oder gar dreimal in der Woche empfehlenswert sein. Wenn es darum geht, die Haut aufzuhellen, ermüdete Haut zu beleben oder Hautschäden zu beheben, muß das angemessene Mittel oder die richtige Packung über einen längeren Zeitraum regelmäßig aufgetragen werden. Stark stimulierende oder austrocknende Packungen sollten nicht öfter als einmal pro Woche angewendet werden, da eine zu häufige Behandlung zu Irritation oder zu einer fettigen oder trockenen Haut führen kann.

Packung aus rosa Bohnenpuder

*Jede der japanischen Bohnen-
arten kann benutzt werden für
eine Packung zum Nähren, zur
Tiefenreinigung und zum Glätten der Haut.*

Wirkung: Reinigt, hellt auf, glättet und
macht geschmeidig, nährt, heilt.

Indikationen: Alle Hauttypen.
Wöchentliche Anwendung.

Bestandteile: Azukibohnenpuder, Honig.

Herstellung: Mische die beiden Ingredienzen zu einer glatten Creme zusammen.

Anwendung: Die Packung kommt für etwa
zwanzig Minuten aufs frisch gereinigte Gesicht.

Die Reispapier-Gesichtsmaske

Sie ist eine wunderbar einfache Anwendung. Diese Maske dient vor
allem dazu, flüssige Packungen aufs Gesicht auftragen zu können, daher
hat sie Löcher für Augen und Mund sowie einen Schlitz für die Nase. Das
poröse Reispapier kann den Saft vom Gemüse oder andere Flüssigkeiten
gut aufsaugen und dann an die Haut abgeben, wohingegen die relative
Festigkeit das Zerreißen verhindert. Leicht und mit guter Paßform dient
dieses natürliche Material mit überaus großer Effizienz unserem Zweck.
Gaze ist ein anderes Material, das zum Herstellen solcher Masken gern
benutzt wird, doch ist die stabilere Griffigkeit des Reispapiers bei wei-
tem vorzuziehen. Für die Herstellung der Maske siehe die Zeichnung im
Anhang Seite 208.

Drei-Puder-Packung

Wirkung: Stimuliert, beruhigt, tonisiert, nährt, wirkt adstringierend und reinigt.

Indikationen: Alle Hauttypen (Buchweizen ruft manchmal allergische Reaktionen hervor; er sollte in diesem Fall weggelassen werden).
Empfohlen für müde Haut.
Wöchentliche Anwendung.

Bestandteile: Buchweizenmehl *(soba-*Mehl), Reismehl, Soyabohnenmehl *(kinako).*

Herstellung: Mische gleiche Anteile jeder Mehlart mit genügend warmem Wasser zu einer Paste zusammen.

Anwendung: Trage die Mischung aufs frisch gereinigte Gesicht auf, lasse sie für etwa zwanzig Minuten einwirken, abspülen.
Brauner Zucker oder Honig kann der Packung zugesetzt werden, falls gewünscht.

Buchweizen, Reis und Soyabohnen sind die drei Standard-Ingredienzen der japanischen Küche; jeder dieser drei Stoffe bewirkt auch eine vorzügliche Ernährung der äußeren Haut.

Reiskleiepackung

Ein Vorrat an frischer Reiskleie ermöglicht eine einfache aber vollkommene Schönheitskur: Reiskleie für die Reinigung, Reiskleiewasser zum Tonisieren und zum Befeuchten, Reiskleie als eine Schönheitspackung. Reich an den Hautvitaminen B und E, enthält es außerdem wichtige Mineralien sowie Reiskeimöl und kann als Schönheitskur von innen auch gegessen werden. (Man vergesse die Reiskleie als Badezusatz nicht, als Mittel zum Geschirrspülen und zum Polieren von Holzfußböden.)

Wirkung: Gibt Feuchtigkeit, nährt, glättet und macht geschmeidig, stimuliert und heilt irritierte Haut, bekämpft Hautunreinheiten.

Indikationen: Alle Hauttypen.
Empfohlen bei schwieriger Haut.
Anwendung wöchentlich ein- oder zweimal.

Bestandteile: Reiskleie, Reismehl

Herstellung: Mische etwa dreißig Prozent Reismehl und siebzig Prozent Reiskleie zusammen mit warmem Wasser zu einer cremigen Paste.

Anwendung: Eine dicke Schicht aufs frisch gereinigte Gesicht auftragen, ungefähr fünfzehn Minuten einwirken lassen und abspülen.

Perlgersten-Porridge-Packung

Wirkung: Entgiftet und reinigt, beseitigt Hautunreinheiten.

Indikationen: Alle Hauttypen.
Empfohlen für problematische Haut, für geschädigte Haut, für Sommersprossenhaut, für Warzen oder Altersflecken.
Anwendung sooft wie gewünscht.

Bestandteile: Perlgerste, reines Quellwasser.

Herstellung: Mahle die Perlgerste in einem Mixer oder in einer Kaffeemühle zu einem feinen Puder.
Erhitze den Puder mit einem gleichen Anteil an Wasser auf kleiner Flamme in einem Topf (kein Metall), und rühre für die Dauer von fünf bis zehn Minuten ständig um.
Laß auf Raumtemperatur abkühlen.

Anwendung: Trage den Perlgerstenporridge aufs frisch gereinigte Gesicht auf und lasse das Ganze etwa fünfzehn bis zwanzig Minuten einwirken. Sorgfältig abspülen.

Perlgerste ist das Mittel, wenn es um Hautunreinheiten jeglicher Art geht. Perlgerste vereinigt zwei ungewöhnliche Tugenden: eine starke medizinische Wirkung und eine milde Beruhigung der Haut.
Eine Perlgerstenbehandlung ist in ihrer Wirkung langanhaltend, sie kombiniert sowohl innere wie auch äußere Stimulation und Heilung/Nährung; dabei wird Perlgerste täglich genommen (als Speise), und zusätzlich äußerlich angewendet, in der Art, die bevorzugt wird: als Waschung, Packung oder als Teelotion.

Sesam-Packung

*Mit drei Jahren kam mein Sohn
in eine Montessori-Schule, und
eine seiner Lieblingstätigkeiten
dort war es, mit dem Mörser
und Pistill Sesam zu zerreiben.
Goma o suru ist der japanische
Name dafür; derselbe Begriff bedeutet »jemanden überwältigen«.
Wenn Sesamsamen sehr lange
im Mörser gerührt werden, entsteht Sesambutter, ein schönes
Bild für dieses »Überwältigt-
werden«.*

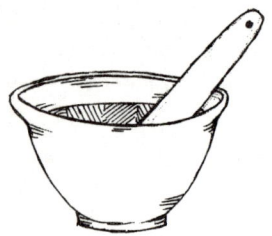

Wirkung: Nährt, gibt Feuchtigkeit, heilt
und beruhigt.

Indikationen: Nicht empfohlen für geschädigte Haut.
Empfohlen für trockene Haut, für sonnen-
und windgeschädigte Haut.
Anwendung wöchentlich oder sooft wie
nötig.

Bestandteile: Sesamsamen

Herstellung: Zerreibe mit Mörser und Pistill
Sesamsamen solange, bis sie vollkommen
pulverisiert sind und die Konsistenz einer
Paste (Sesambutter) annehmen.

Anwendung: Trage eine Schicht dieser
Sesambutter aufs frisch gereinigte Gesicht
auf, und lasse sie für zwanzig Minuten einwirken. Sorgfältig abspülen.

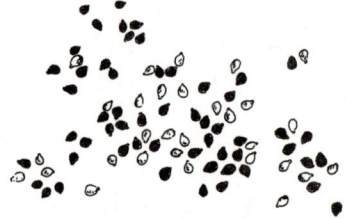

Einfache Tofu-Packung

Wirkung: Nährt, macht zart und geschmeidig, beruhigt.

Indikationen: Alle Hauttypen.
Empfohlen für empfindliche und müde Haut.
Anwendung sooft wie erwünscht.

Bestandteile: Frischer Tofu und Reismehl.

Herstellung: Um die Flüssigkeit zu extrahieren, in die der Tofu eingebettet ist, nimm ein genügend großes Stück aus der Tofupackung und lege es in eine Gaze, falte sie zusammen und presse die Flüssigkeit heraus.
Mische den Tofu mit genügend Reismehl zu einer cremigen Paste.

Anwendung: Gib die Tofu-Reismehl-Paste aufs frisch gereinigte Gesicht, laß sie für fünfzehn bis zwanzig Minuten einwirken, abspülen.

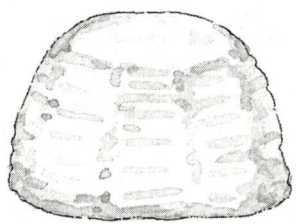

Japan ist ein Land der Paradoxe. Es erregt meine Neugier, daß ein Land, das berühmt ist für seine Ruhe und Gelassenheit, ein eher lauter Ort ist. Und einige meiner Favoriten unter den gegenwärtigen japanischen Alltagsgeräuschen sind daher auch die Überbleibsel einer traditionsreichen Vergangenheit: die Lieder der Tofuverkäufer, der Verkäufer von Wassermelonen, von heißen Süßkartoffeln und Bambusspitzen.
Heutzutage ertönen die Triller, Pfiffe und lautmalerischen Gesänge in endloser Wiederholung von den Kassettenrecordern, die an den kleinen Verkaufswägen angebracht sind, doch die Klänge sind dieselben wie früher.
»Tofu, Tofu, wunderbar schmackhafter Tofu … Hausfrauen, wie wär's denn damit? Tofu, Tofu, wundervoll schmekkender Tofu …«

Wintersalat-Gesichtspackung

*Die japanischen Salate sind deli-
kate und ungewöhnliche Krea-
tionen, es sind kunstvolle und
überraschende Kombinationen
von Bestandteilen, die alle mit
Rücksicht auf die Jahreszeit und
die Gelegenheit ausgewählt sind:
Farbe, Form und ihr Wesen werden bedacht, ihre Frische und
ihre Fähigkeit, mit den anderen
Bestandteilen ein harmonisches
Ganzes zu bilden.
Stücke von schwarzen hijiki-
Algen, süße Scheibchen Baby-
Tangerinen, aromatisch einge-
legter, rosafarbener Ingwer,
roher geriebener Daikon-Rettich
und rote Perilla-Blätter sind einige der erfrischenden Überra-
schungen, die ich in japanischen Salaten entdeckt habe.
Immer sind diese Bestandteile
kleingeschnitten, gerieben, in
Scheiben geschnitten oder ge-
schnitzelt oder gar mit sicherem
Stilgefühl in dekorative Formen
gebracht.*

Wirkung: Macht geschmeidig, macht weich und zart, nährt und stimuliert den Zellhaushalt/Zellstoffwechsel.

Indikationen: Alle Hauttypen. Empfohlen für die rauhe oder trockene Haut und für die Winterhaut. Wöchentliche Anwendung.

Bestandteile: Frischgemüse in allen Variationen: Möhren, Kohl, Gurken, Tomaten, Sellerie, Salatköpfe, Daikon (japanischer Rettich), Spinat, Aloe, Soyabohnen, Sprossen … Reismehl (wenn gewünscht), Kamelienöl (wenn gewünscht, empfehlenswert, falls die Haut sehr trocken ist).

Herstellung: Das Gemüse kann fein gehobelt werden, dann in einem Mörser noch feiner zerstampft; schneller geht es mit einem Mixer.
Es gibt zwei Varianten für diese Gemüsepackung; erstens: Das zerriebene Gemüse wird so, wie es ist, auf die Haut gelegt, und zweitens: man benutzt nur den aus diesem zerquetschten Gemüse gewonnenen Saft (mittels Gaze). Wenn man also die zweite Variante bevorzugt, muß man das Gemüse auspressen.

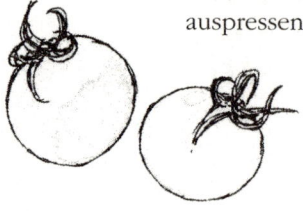

Anwendung: Für die erste Variante trage den Gemüsebrei auf das gereinigte Gesicht auf und bedecke es mit einer Gaze oder mit einer Reispapier-Maske. Entspanne für fünfzehn bis zwanzig Minuten und spüle dann alles sorgfältig ab.
Für die zweite Variante mit dem Gemüsesaft gib noch ein wenig Reismehl – und falls gewünscht Kamelienöl – zu dem frischgepreßten Saft dazu. Trage diese Mischung auf das gereinigte Gesicht auf und lasse es fünfzehn bis zwanzig Minuten einwirken, dann abspülen.

Der japanische »Schönheits-Salat« für unsere Zwecke kann ausgesucht werden, indem wir Gemüse der Saison in einer Kombination wählen, die unsere Phantasie und Kreativität anregt und die mit unserer Seele und unserem Gefühl harmoniert.

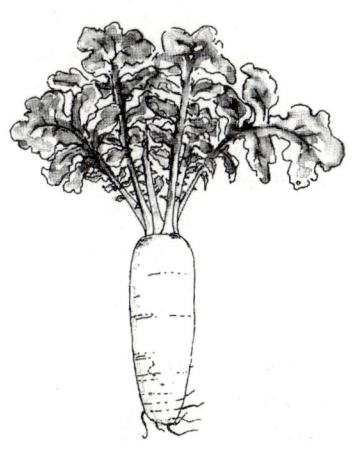

Packung aus japanischem Geißblatt

Die delikate weiße Geißblattblüte scheint die perfekte Begleiterin der langen, stillen, traumhaften, vom Bienensummen erfüllten Hochsommertage zu sein. Die scheinbare Zerbrechlichkeit der duftenden Blüten straft die lebensvolle Stärke der Pflanze Lügen, die in meinem Pflanzenbuch beschrieben ist als eine Art Unkraut, die der Gartenkultivierung widerstanden hat, um die gesamte zivilisierte Welt zu überfallen. Das japanische Geißblatt hat im Fernen Osten eine lange Tradition als Heilkraut, es wird angesehen als ein Mittel für alle Arten von Krankheit, speziell die Blüten sind für ihre Heilwirkung bei geschädigter Haut bekannt.

Wirkung: Heilt, entgiftet und reinigt, wirkt adstringierend.

Indikationen: Alle Hauttypen.
Empfohlen für geschädigte und irritierte Haut.
Anwendung wöchentlich oder sooft wie nötig.

Bestandteile: 1 Eßlöffel Geißblattblüten oder -knospen.
1 Tasse (240 ml) reines Quellwasser.
Reismehl.

Herstellung: Stelle eine Infusion von den Blüten her, indem du das Wasser in einem Gefäß (kein Metall) zum Kochen bringst, dann vom Feuer nimmst und die Blüten ins Wasser gibst. Laß sie darin fünfzehn Minuten ziehen.
Mixe dann den Blütentee mit soviel Reismehl wie nötig, damit eine cremige Paste entsteht.

Anwendung: Streiche diese Paste auf das frisch gereinigte Gesicht und lasse sie dort zwanzig bis dreißig Minuten einwirken, bevor du sie abspülst.

Persimonen-Packung

Wirkung: Bleicht, nährt, beruhigt, heilt.

Indikationen: Alle Hauttypen.

Bestandteile: Eine reife Persimone, Reismehl.

Herstellung: Zerquetsche die Frucht in einem Mörser und gib diese Masse dann in eine Gaze, um den Saft zu erhalten.
Füge genügend Reismehl hinzu, damit das Ganze zu einer cremigen Masse werden kann.

Anwendung: Streiche die Masse aufs frisch gereinigte Gesicht und lasse alles fünfzehn bis zwanzig Minuten einwirken.

Der japanische Persimonenbaum besitzt eine poetische Seele (Persimonen werden auch Khaki genannt, A. d. Ü.) Zu Beginn des Winters ziert eine einzige Frucht jeden Baum im Land, in brillantem Orange prangend, ganz allein im Dunkel des inzwischen blattlosen Geästes mit einem Funkeln, das sich wie ein farbenprächtiges Juwel gegen die Schneelandschaft abhebt.

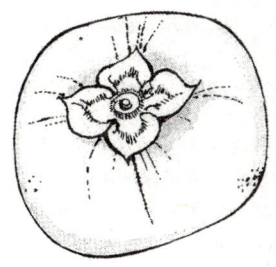

Melonen-Packung

*Die Melone nimmt einen Ehren-
platz in den japanischen Gemü-
se- und Lebensmittelläden ein.
Auf den Verkauf wartend, sitzt
sie auf dem höchsten Regalbrett
(über dem Wein und den Tangerinen). Geschützt durch die weiße Verpackung, wirkt sie wie ein
Globus von hellstem Grün, Sma-
ragd oder Eierschalenfarbe. Die
Japaner haben eine Vorliebe für
runde Dinge: runde Früchte wie
Pflaumen und Orangen; runde
weiße Reisbällchen, ein Nationalgericht; den runden Oktober-
vollmond; die sanft-runden
Wangen kleiner Mädchen. Die
Melone in ihrer kühlen saftigen
Süße hat eine frische Reinheit,
die ästhetisch sehr japanisch ist:
von leichtem Duft, wohlrie-
chend, von filigraner Oberfläche
und mit diesem überraschenden
Kontrast im Farbenspiel wunderbar anzuschauen.*

Wirkung: Beruhigt.
Macht die Haut heller und tonisiert.

Indikationen: Alle Hauttypen.
Empfohlen für Hautirritationen, Sonnenbrand, und um Sommersprossen und Altersflecken aufzuhellen.

Bestandteile: Jede Art von Melone: Wassermelone, Cantaloupe, Honigmelone, Persi-
sche Melone.

Herstellung: Zerquetsche eine reife Melone in einem Mörser.

Anwendung: Streiche die zerquetschte
Melone auf das gereinigte Gesicht, bedek-
ke das Ganze mit Gaze oder mit der Reis-
papier-Gesichtsmaske, und lasse es für
fünfzehn Minuten einwirken, dann abspülen.
Eine einfache Möglichkeit, den Wasserme-
lonensaft zu nutzen, ist es, von der Schale
mit einer Reibe die Fruchtseite abzureiben,
aufs Gesicht zu streichen und einige Minuten einwirken zu lassen. Abspülen.

Honig-Zitronen-Kamelien-Packung

Wirkung: Löst abgestorbene Hautzellen ab und glättet die Haut.

Indikationen: Alle Hauttypen.
Empfohlen für rauhe und bleiche/stumpfe Haut.
Anwendung sooft wie erwünscht.

Bestandteile: 1 Löffel Honig, einige Tropfen Zitronensaft, einige Tropfen Kamelien-öl.

Anwendung: Mische die drei Bestandteile zusammen und trage sie aufs gereinigte Gesicht auf. Lasse alles etwa fünfzehn Minuten einwirken und massiere die Paste kurz ein, bevor du sie abspülst.

Diese Kombination von süß, sauer und blumig ist wie ein eleganter japanischer Nachtisch: flüssig und mit halbdurchsichtigen Gelb- und Goldfarben.

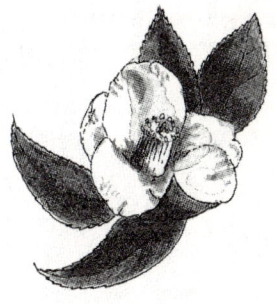

Braunzucker- oder Honig-Packung

Jede dieser süßen, mineralreichen Substanzen ist ein schnellwirkendes und effektives Schönheitsmittel. Blutkreislauf und Zellstoffwechsel werden stimuliert, während die Haut genährt wird, sich beruhigt und sozusagen innerlich aufatmen kann.

Wirkung: Reinigt, nährt, gibt Feuchtigkeit, belebt und beruhigt.

Indikationen: Alle Hauttypen.
Empfohlen für müde oder rauhe Haut.
Anwendung sooft wie gewünscht.

Bestandteile: Braunzuckersirup (Rezept siehe S. 24)
oder
Honig (etwas Reismehl kann hinzugefügt werden, falls eine dickere Konsistenz gewünscht wird).

Anwendung: Massiere den Sirup oder Honig ein, nachdem du ihn auf das gereinigte Gesicht aufgetragen hast. Lasse ihn fünf bis fünfzehn Minuten einwirken und spüle wie gewohnt das Gesicht ab.

Packung aus geschlagenem Eiweiß

Wirkung: Strafft, tonisiert und wirkt adstringierend.

Indikationen: Nicht empfohlen für trockene Haut.
Empfohlen für fette und alternde Haut.
Anwendung sooft wie erwünscht.

Bestandteile: Eiweiß.

Herstellung: Schlage das Eiweiß zu einem steifen Schaum.

Anwendung: Trage den Eischnee aufs frisch gereinigte Gesicht auf, lasse ihn für fünfzehn bis zwanzig Minuten einwirken und spüle dann das Gesicht ab.
(Ungeschlagenes Eiweiß kann ebenso benutzt werden.)

Es gibt einen Sake-Laden in der Nähe meines Hauses, der ist sehr alt – überall geheimnisvolles Dunkel und altersschönes Holz, mit Staub aus Jahrhunderten in den Ecken. Ein großgewachsener, ehrwürdiger alter Mann sitzt drinnen hinter seinem langen Holztisch, hantiert mit seinem Abakus und schreibt dann die Zahlen auf. Neben den großen und kleinen Flaschen Sake, Bier und Shochu gibt es dort immer einen großen Korb voller Hühnereier, und wann immer ich an diesem Laden vorbeikomme, erfüllt mich der Anblick dieser Eier, die dort so gemütlich auf Stroh gebettet sind, mit einem unbeschreiblichen Gefühl von Geborgenheit.

Algen-Packung

Lebendige grüne Streifen von weichem wakame (Algenart) schmiegen sich sanft den Formen des Gesichts an – eine smaragdgrüne, sozusagen ozeanische Maske, die die Hautzellen überraschen und in Aktion bringen wird.

Wirkung: Tonisiert, stimuliert, entgiftet, erfrischt, wirkt Sonnenbrand entgegen und reinigt.

Indikationen: Alle Hauttypen.
Empfohlen für müde und alternde Haut, gegen Sonnenbrand, für fette und trockene Haut.
Anwendung wöchentlich oder wie gewünscht.

Bestandteile: Wakame-Algen *(Undaria pinnatifida)*

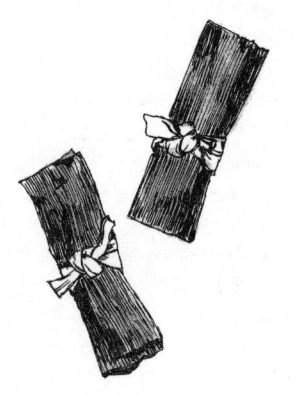

Herstellung: Wenn das *wakame* ungesalzen und frisch ist, einfach abspülen.
Ist es frisch und gesalzen, weiche es für fünfzehn Minuten in klarem Wasser ein, nachdem du es abgespült hast.
Ist das *Wakame* getrocknet, weiche es für zwanzig Minuten in klarem, kalten Wasser ein, dann spül es ab.

Anwendung: Lege Streifen von weichem, feuchtem *wakame* auf die gereinigte Haut und lasse sie dort zwanzig bis dreißig Minuten einwirken, dann nimm sie herunter und spüle die Haut wie gewohnt ab.

Spezialbehandlungen für Pickel und Hautunreinheiten

Um das Heilen von Pickeln zu beschleunigen, indem die Gifte herausgezogen werden, Reinigung und Austrocknen erfolgt, die Haut beruhigt wird, können die folgenden Mittel angewendet werden. Trage die Substanzen in jedem Falle nur auf die betroffenen Hautstellen auf.

* Frischer *Kohlrabi*saft (wird gewonnen, indem der Kohlrabi geraspelt und dann durch ein Gazetuch gepreßt wird, um den Saft zu bekommen); gemischt mit Meersalz wird er auf die entzündeten Stellen aufgelegt. Mehrere Male am Tag. Nicht abspülen.
* *Chrysanthemen*blätter können mit den Fingern oder in einem Mörser zerquetscht werden, und dann wird der Saft mehrere Male auf die fraglichen Stellen aufgetragen, ohne abzuspülen.
* *Jinenjo* oder *Bergsüßkartoffeln* werden gewaschen und roh geraspelt und als ein »spot pack« auf die betroffene Stelle aufgebracht (können mit einem darübergelegten Stück Gaze befestigt oder mit Reismehl angedickt werden – zum besseren Auftragen). Zwanzig Minuten einwirken lassen, dann abspülen.
* Einige Tropfen frischen *Knoblauchsaftes* können aufgetragen werden, *nur* auf die betroffene Stelle, oder eine gequetschte Knoblauchzehe wird auf der Stelle zerrieben. Wie immer bei Knoblauch, nicht für empfindliche Haut geeignet.
* *Thymian*blätter wie Chrysantheme zerreiben und den frischen Saft auftragen. Mehrmals am Tage, ohne die Flüssigkeit abzuspülen. Eine andere Möglichkeit ist es, mehrere zerquetschte Blätter als »spot pack« auf die betroffene Stelle aufzulegen und mit einem einzelnen Thymianblatt abzudecken. Nach zwanzig Minuten abspülen.
* *Persimonen*saft *(Khaki)* kann ebenfalls aufgetragen werden, mehrmals am Tage, kein Abspülen.
* Der Saft von geraspeltem *Daikon* (Rettich) ebenso.
* Frisches *Aloe*-Gel ebenso. Gut für narbenfreies Abheilen.

Schönheitstees für Gesicht und Haar

Es gehört zu den traditionellen japanischen Grundgedanken, daß ein aktives Alltagsleben und eine vernünftige Ernährungsweise die Basis für Schönheit allgemein und für eine schöne Haut bilden. Die japanischen Eßgewohnheiten beziehen sich auf Nahrungsmittel, die wegen ihrer medizinischen, heilenden Eigenschaften gegessen werden – Speisen, die den Körper reinigen, ausbalancieren oder stärken.

Die Nahrungsmittel, die von besonderem Nutzen für die Haut sind, entweder wegen ihrer reinigenden oder wegen ihrer stärkenden Eigenschaften, sind vor allem Algen, Daikon-Rettich, Perlgerste, Hirse, Hokkaido-Kürbis, japanische Wildpetersilie, schwarze Soyabohnen, Azukibohnen, Buchweizen, Perillablätter *(shiso),* Butzenkletten-Wurzeln, Miso, Tofu, *Natto,* Kohl, Möhren, Persimonen *(Khaki-*Früchte), Sellerie, Austern, Seeigel, Gurken, Spinat, Tomaten, Paprika, Sesamsamen und Teufelszungenwurzel. Nach japanischer Auffassung ist Essen/Nahrung Medizin, und so wird, wenn ein fettes, schweres oder stark gewürztes Essen verzehrt wird, dieses immer begleitet von Zutaten, die die ungesunde Wirkung balancieren oder neutralisieren.

Eine sehr einfache Art, von dem traditionellen Wissen der Japaner über Ernährung zu profitieren, ist es, die einfach zuzubereitenden Tees und Brühen zu trinken, die den Körper reinigen und vitalisieren und auch Schönheit von innen bewirken. Viele der hier vorgestellten Tees können als die äußere Ergänzung zur inneren Anwendung angesehen werden. Dieses holistische Herangehen an eine gesunde Schönheit, die zusammenwirkende Einheit von innen und außen, ist eine Grundvoraussetzung der asiatischen Kräutermedizin. Da Haar und Haut gleichermaßen von vielen der Ingredienzen profitieren, werden hier Tees vorgestellt, die beiden Zwecken dienen.

Die Tee-Zeremonie

Bereite den Tee mit tiefer und uneingeschränkter Aufmerksamkeit zu. Wähle die Utensilien, Teekanne, Schale und die Teeblätter sorgfältig nach ihrer Schönheit aus. Säubere die Utensilien, den Ort für die Zubereitung und das Trinken des Tees mit absoluter Aufmerksamkeit fürs Detail. Ordne ein einfaches Blumenarrangement in einer speziellen Vase an und gib ihm einen besonderen Platz, dort wo der Tee eingenommen werden soll. Bringe das Wasser zum Kochen, begleitet von langsamen und sanften Bewegungen, mit größtmöglicher Anmut. Lege die Teeblätter mit Ehrfurcht, sozusagen mit einer inneren Verbeugung, in den angewärmten Teetopf. Laß das Wasser dann bewußt in den Topf laufen. Sitze still daneben, während der Tee zieht, und gieße ihn dann gleichmäßig und vorsichtig in die Schale. Halte die Schale in deinen beiden Händen, fühle ihre lebendige Wärme und zolle der Kunst, mit der sie gemacht wurde, allen Respekt. Würdige die alten, kostbaren Teeblätter und genieße ihren Duft. Nimm einen kleinen Schluck, spüre die wärmende Belebung, die von ihm ausgeht, und seinen delikaten Geschmack. Wenn du getrunken hast, säubere peinlich genau die Schale, auch die Kanne und die übrigen Utensilien, und lege sie dankbar und liebevoll an ihre angestammten Plätze zurück.

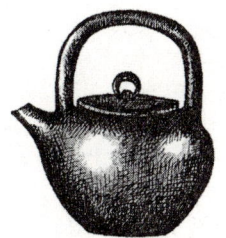

Perlgersten-Tee

Perlgerstentee ist Japans bekannteste und am meisten verschriebene Hautkur zur innerlichen Anwendung. Jemand, der ernsthaft etwas gegen Hautflecken, Sommersprossen, Warzen, Entzündungen tun möchte, kurz, etwas gegen jede Art Hautunreinheit oder sonstige Hautschädigung, oder der die Haut aufhellen will, trinkt diesen Tee täglich, ißt Perlgerste in Creme- oder Porridgeform und wendet Perlgerste auch noch äußerlich an. Von einer solchen Kur wird gesagt, daß sie innerhalb von einem bis zu drei Monaten Wirkung zeige.

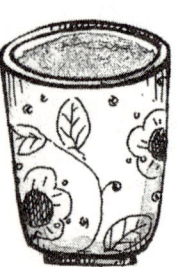

Wirkung: Entfernt Warzen, Sommersprossen und Altersflecken, hellt die Gesichtshaut auf, entgiftet, läßt Pickel und Entzündungen verschwinden.

Indikationen: Alle Hauttypen. Empfohlen für Problemhaut. Tägliche Anwendung.

Bestandteile:
2 Eßlöffel Perlgersten-Samen,
2 Tassen (480 ml) reines Quellwasser.

Herstellung: Röste die Samen zehn Minuten in einer Eisenpfanne über mittlerer Flamme, rühre dabei ständig um.
Um den Tee anzusetzen, gib diese Samen mit dem Wasser zusammen in ein Gefäß (kein Metall), laß es aufkochen, stelle die Flamme klein und siede es zehn Minuten. Nimm das Gefäß vom Feuer, laß es fünf Minuten stehen, und gieße die Flüssigkeit durch ein Sieb.
Der Tee kann im Kühlschrank etwa drei Tage aufbewahrt werden.

Anwendung: Trinke diesen Tee mehrere Male am Tag heiß oder kalt. Er wirkt diuretisch (entwässernd), daher ist es wichtig, viel Flüssigkeit (Wasser) zu trinken, nicht zuviel von dem Tee zu nehmen und ihn nicht Kindern zu geben.

Perlgersten- und Reiscreme

Wirkung: Wie Perlgerstentee.

Indikationen: Wie bei Perlgerstentee.

Bestandteile:
1 Eßlöffel Perlgerstensamen,
1 Eßlöffel *Mochiko* (Mehl, das gemacht ist
aus *mochigome,* glutinreichem gekochten
Reis),
genügend warmes Wasser (Quellwasser),
um eine cremige Paste zu erzielen.

Herstellung: Mahle die Samen zu einem
Puder mit einer Korn- oder Kaffeemühle,
dann vermische die Bestandteile zu einer
Creme.

Anwendung: Iß über einen längeren Zeit-
raum täglich einmal eine Portion, um die
Gesundheit und das Erscheinungsbild der
Haut zu verbessern.

*Diese sehr einfache Korn-und-
Samen-Creme wird aus einem
einzigen Grunde gegessen: um
noch schöner zu werden.*

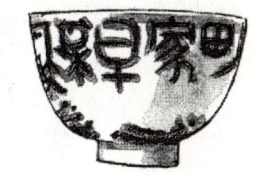

Schwarzbohnen-Tee

Schwarze Bohnen werden in Japan als ein Symbol für gute Gesundheit als erstes Mahl am Neujahrstag gegessen. Das regt die Entgiftung an, und dadurch wird das Blut gereinigt. So kann natürlich auch die Haut schöner werden, sie bekommt einen strahlenden Glanz. Darüberhinaus läßt Schwarzbohnen-Tee den Trinker heiter werden, und dies ist wahrlich eine Voraussetzung für wirkliche Schönheit.

Wirkung: Macht die Haut schöner, reinigt das Blut, regt den Stoffwechsel und die Zellatmung an, gibt Wärme und beruhigt, macht freundlich.

Indikationen: Empfohlen für gestreßte oder energielose Haut.
Anwendung ein Mal täglich.

Bestandteile:
8 getrocknete schwarze Bohnen.
4 1/4 Tassen (1 Liter) reines Quellwasser.
Meersalz.

Herstellung: Koch die Bohnen und das Wasser in einem Topf (kein Metall), bis die Hälfte des Wassers verdunstet ist. Gib eine Prise von dem Meersalz hinzu und siede auf kleiner Flamme für ein bis zwei Minuten und gieße die Flüssigkeit dann durch ein Sieb zum Trinken ab.

Anwendung: Trinke täglich eine Tasse.

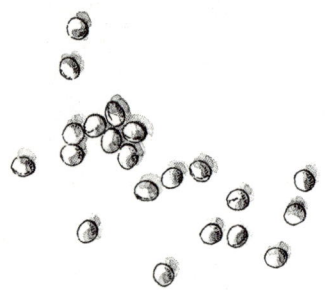

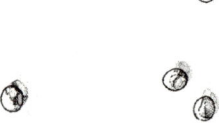

Buchweizen-Tee

Wirkung: Verschönert die Haut und stärkt den Kreislauf.

Indikationen: Empfohlen gegen Müdigkeit.
Anwendung wie erwünscht.

Bestandteile:
2 Teelöffel geröstete, grob gemahlene Buchweizenkerne.
1 Tasse (240 ml) reines Quellwasser.

Herstellung: Röste den Buchweizen zuvor in einer Pfanne bei mittlerer Hitze für fünf Minuten unter ständigem Rühren. Mahle ihn dann kurz, so daß die Kerne geschrotet sind.
Gieße kochendes Wasser über den Buchweizen, und laß das Ganze ein bis zwei Minuten ziehen.

Anwendung: Trink den so gewonnenen Tee, heiß oder kalt.

Buchweizen hat einen angenehm rauchigen Geschmack und Geruch; die Tatsache, daß er ebenso den gesamten Kreislauf stärkt und auch die Haut strahlen läßt und gut ernährt, macht diesen Tee zu einem rundum reichhaltigen und empfehlenswerten Getränk.

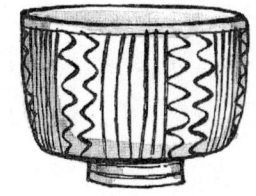

Azukibohnen-Tee

Die glänzendrote Azukibohne kommt hier erneut zur Sprache, diesmal als ein Schönheitstrunk.

Wirkung: Verschönert die Haut, wirkt diuretisch (harntreibend), entgiftet, wirkt gegen Streß und hilft, Altersflecken zu verhindern bzw. zu bleichen.

Indikationen: Empfohlen zur Hautklärung.
Einmal täglich.

Bestandteile:
2 Eßlöffel Puder von roten Azukibohnen, geröstet.
1 Tasse (240 ml) reines Quellwasser.
Es kann eine *Umeboshi* (eingelegte japanische Pflaume) zugegeben werden.

Herstellung: Bereite die Azukibohnen wie fürs Gesichtwaschen vor: zuerst in einer Pfanne rösten, dann zu feinem Puder mahlen.
Rühre den Bohnenpuder in kurz zum Kochen gebrachtes Wasser und laß es vor dem Trinken fünf Minuten ziehen.
Eine andere Möglichkeit der Zubereitung ist es, die Bohnen-Wasser-Mischung fünf Minuten kochen zu lassen.

Anwendung: Warm trinken. Wenn eine *Umeboshi* mit hinzugegeben wird, ist die Wirkung besonders tonisierend und kräftigend/belebend.

Daikon-Wurzel-Tee

Wirkung: Wirkt diuretisch (harntreibend), entfernt Gifte aus dem Körper, verschönert die Haut und verbessert die Verdauung.

Indikationen: Empfohlen für schwierige Haut (besonders wenn die Unreinheiten durch falsche Ernährung hervorgerufen sind). Einmal täglich.

Bestandteile:
Eine Scheibe Daikon (Rettich).
1 Tasse (240 ml) reines Quellwasser.
Meersalz.

Herstellung: Raspele den Daikon mit einem Daikonraspler (kann auch die feine Seit einer normalen Reibe sein). Gib zwei Eßlöffel davon zu dem Wasser, zusammen mit einer Prise Salz, und koche es eine bis zwei Minuten.

Anwendung: Laß den Tee leicht abkühlen, bevor du ihn trinkst. Wenn er vor einem heißen Bad genommen wird, regt das die Entgiftung noch sehr viel mehr an.

Es gehört zum Volkswissen in Japan, daß der Daikon reinigende Kraft besitzt, und er wird oft für diesen Zweck benutzt. Roh geraspelt wird er zusammen mit Tempura gegessen, um zu helfen, das viele Öl zu verdauen (Tempura sind mit einem besonders wohlschmeckenden Teigmantel umhüllte und in Öl gebackene Speisen, vor allem Gemüse; es ist ein Nationalgericht). Immer wenn jemand zuviel gegessen hat oder sich irgendwie unwohl fühlt, nimmt er erfrischenden, adstringierend wirkenden und reinigenden Daikon zu sich. Junge Mädchen werden von ihren Müttern belehrt, daß roher Rettich ihre Haut wunderbar klären wird, daß sie so weiß und durchsichtig wie der Daikon selber wird.

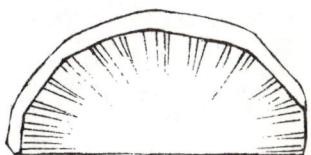

Butzenklettenwurzel-Tee

*Dieser Tee ist wegen seines ho-
hen Eisengehaltes sehr gut für
Frauen, sein Genuß wird Farbe
in die Wangen bringen. Das erste Mal hörte ich etwas über Klettenwurzeln von meiner Hebamme aus Yamagata, die sie mir
empfahl als ein Stärkungsmittel
in der letzten Zeit der Schwan-
gerschaft. Aber auch während
der Entbindung und danach ist
es ratsam, sie zu nehmen, um
dem Körper zu helfen, sich zu-
rückzubilden und wieder ins
Gleichgewicht zu kommen.
Klettenwurzel ist ebenso bekannt für seine positive Wirkung
auf die Fortpflanzungsorgane
bei Männern wie bei Frauen.
Auch soll sie die sexuelle Kraft
von Männern stärken.*

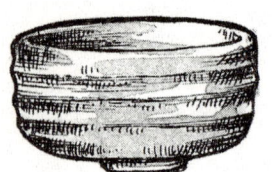

Wirkung: Verschönert die Haut, verbessert die Gesundheit, entfernt Stoffwechselrück-stände und Gifte aus dem Körper, tonisiert das gesamte System und normalisiert die physiologischen Funktionen.

Indikationen: Empfohlen für Mangel an Farbe und Tonus der Haut.
Anwendung sooft wie gewünscht.

Bestandteile:
120 g frische Klettenwurzel oder
60 g getrocknete Klettenwurzel,
2 Tassen (480 ml) reines Quellwasser.

Herstellung: Entferne den Schmutz von den Klettenwurzeln, schäle sie jedoch nicht. Schneide sie in kleine Stückchen und weiche sie in Wasser fünf Minuten ein. Koche das Ganze dann in einem Gefäß (kein Metall) auf, laß es noch ein wenig sieden (zugedeckt), etwa zehn Minuten. Gieße alles durch ein Sieb.

Anwendung: Trink diesen Tee in kleinen Mengen über den Tag verteilt. Die Gesamt-menge sollte wegen der diuretischen Wir-kung zwei Tassen nicht übersteigen.

Safran-Tee

Wirkung: Kreislaufverbessernd, beugt Altersflecken und Falten vor, macht schönes Haar.

Indikationen: Empfohlen für die alternde Haut oder für instabilen Kreislauf. Anwendung gelegentlich.

Bestandteile:
3 Blüten Safran,
1 Tasse (240 ml) reines Quellwasser.

Herstellung: Gib den Safran in kurz zuvor aufgekochtes Wasser in eine Tasse. Laß es vor dem Trinken mehrere Minuten ziehen.

Anwendung: Trinke den Safrantee langsam, in kleinen Schlückchen.

Safrantee ist bekannt als kreislaufverbessernd, er hilft auch gegen Frauenbeschwerden, wirkt ausgleichend auf die weiblichen Organe. Außerdem wird er auch zum Vorbeugen gegen Altersflecken genommen. Natürlich ist es ein Tee für die wohlhabende Frau, denn er ist ziemlich teuer.

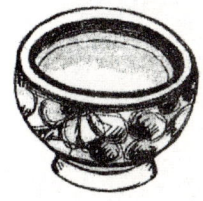

Algen-Tee

Dies ist ein merkwürdig delika-
ter Tee mit einem unverwechsel-
baren ozeanischen Aroma,
etwas, was einer Meeresgöttin
würdig sein mag ...

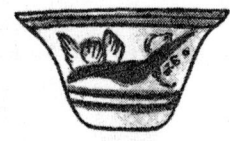

Wirkung: Entfernt Gifte und Fett, festigt und verschönert Haar und Nägel, stärkt das Haar und belebt dessen Farbe und Glanz.

Indikationen: Empfohlen für lebloses, fahles, dünnes, ausfallendes oder ergrauendes Haar.
Anwendung täglich für drei Monate oder länger.

Bestandteile:
1 Streifen von getrocknetem *Kombu* (Alge), oder
2 Teelöffel gemahlenes *Kombu.*
2 Tassen (480 ml) reines Quellwasser.

Herstellung: Falls getrocknetes *Kombu* benutzt wird, soll es in Wasser für ungefähr zehn Minuten gekocht werden.
Gemahlenes *Kombu* kann einfach in eine Tasse mit gekochtem Wasser eingerührt werden, nimm einen Teelöffel pro Tasse. Falls gewünscht, gib einen winzigen Streifen weichgekochten *Kombu* in jede Tasse vor dem Servieren.

Anwendung: Trinke diesen Tee so oft du möchtest über eine längere Zeitperiode hinweg.

Tee aus schwarzen Bohnen und Mandarinen

Wirkung: Verschönert Haar und Haut. Stärkt und tonisiert.

Indikationen: Empfohlen für geschwächtes Haar und ebensolche Haut. Anwendung täglich.

Bestandteile:
2 Teelöffel schwarze Soyabohnen,
1 Teelöffel getrocknete Mandarinenschale,
2 Tassen (480 ml) reines Quellwasser.
Zum Süßen kann Honig hinzugegeben werden.

Herstellung: Weiche die Bohnen über Nacht in Wasser ein. Bringe Bohnen, Wasser und Mandarinenschalen in einem Gefäß (kein Metall) zum Kochen, siede fünf Minuten, gieße durch ein Sieb ab und süße, falls gewünscht.

Anwendung: Warm trinken.

Diesem Trunk wird nachgesagt, daß er die natürliche Farbe bei ergrauendem Haar wiederherzustellen vermag, daß er gegen Haarausfall hilft, daß er vorbeugend wirkt gegen Falten und bereits vorhandene glättet, daß er Altersflecken verschwinden läßt, Streß verringert, Leber und Nieren stärkt, die Verdauung verbessert, den gesamten Körper belebt sowie Körper, Haut und Haar einfach schöner macht.

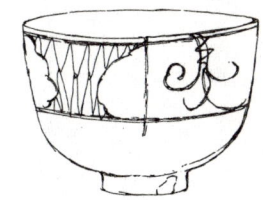

Miso-Suppe

In Japan kann man des öfteren über eine ältere Frau, die besonders feine, weiße Haut hat, sagen hören: »Sie muß ihr ganzes Leben lang gutes Miso gegessen haben.« Miso ist gut für die Haut, fürs Haar und generell für die Gesundheit. Miso-Suppe kann sehr schnell gemacht werden, indem wir einen Eßlöffel Misopaste in aufgekochtes Wasser einrühren. Das hier angegebene Rezept jedoch geht von dem intensiveren Geschmack und der hinsichtlich der Ernährung größeren Reichhaltigkeit einer Miso-Suppengrundlage aus, die durch Algen und Fisch gebildet wird.

Wirkung: Nährt, verschönert Haut und Haar, entfernt Gifte, hilft der Verdauung und stärkt.

Indikationen: Empfohlen für devitalisiertes Haar/Haut.
Anwendung täglich.

Bestandteile:
1 kleines Stückchen *Kombu*-Alge.
1 Tasse (240 ml) reines Wasser.
1 Eßlöffel getrockneten Bonitofisch, zerkleinert.
1 Eßlöffel Miso-Paste.

Herstellung: Gib das *Kombu* und das Wasser in ein Gefäß (kein Metall) und bring es zum Kochen. Entferne das Kombustück, wenn das Wasser zu kochen beginnt. Gib dann während des Kochens den Bonito hinzu, nimm das Gefäß vom Herd und laß alles zwei bis drei Minuten ziehen. Gieße die Flüssigkeit durch ein Sieb, um die Fischflocken zu entfernen, und gib dann das Miso hinzu, ohne es noch einmal aufzukochen.

Anwendung: Warm trinken. Die Brühe kann aufgewärmt werden, darf jedoch nicht kochen! (Da sonst die essentiellen Bestandteile in der Paste zerstört werden. – A. d. Ü.)

Tee aus schwarzem Sesam und Kuzu

Wirkung: Beugt grauem Haar vor, nährt das Haar, macht das Haar dunkler, stellt die natürliche Haarfarbe wieder her, macht strahlend und glänzend, glättet Falten und läßt unerwünschte Flecken auf der Haut verschwinden.

Indikationen: Wird empfohlen für hängendes, fahles, dünnes, ausfallendes und ergrauendes Haar.
Anwendung täglich über drei Monate oder länger.

Bestandteile:
1 Eßlöffel schwarze Sesamsamen.
2 Eßlöffel *Kuzu*-Mehl (Kuzu ist ein Stärkemehl aus der wildwachsenden Weinschlingpflanze gleichen Namens, die in Japan medizinisch vielseitig verwendet wird).

Herstellung: Röste die Sesamsamen in einer schweren Pfanne bei mittlerer Hitze ein bis zwei Minuten unter ständigem Rühren. Sie sind fertig, wenn sie »gut zu riechen« beginnen.
Zermahle die Samen in einem Mörser.
Mische den *Kuzu* und das kalte Wasser in einem Gefäß (kein Metall), dann koche auf kleiner Flamme so lange, bis die Mischung dick und durchsichtig wird. Gib den Sesam hinzu und köchle noch einmal kurz unter Rühren. Der Tee sollte zwar dick sein, sich aber noch gut gießen lassen. Falls er zu dick geraten ist, kann ein wenig heißes Wasser eingerührt werden.

Anwendung: Trinke dies pur oder mit etwas Honig oder braunem Zucker. Kann täglich genossen werden.

Stark gerösteter Sesam wird in Japan verwendet, um graues Haar wieder schön dunkel zu machen bzw. um dem Ergrauen vorzubeugen. Das hört sich magisch an, und ich weiß nicht, ob es tatsächlich stimmt. Doch einige, immer noch tiefschwarzhaarige Großmütter in meiner Bekanntschaft schwören auf diese Methode.

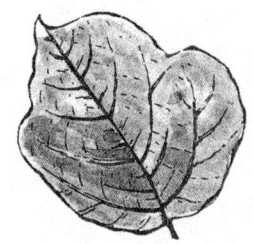

Süßer Ingwer-Kuzu-Tee

Die ehrwürdige Wurzel des Kuzu ist äußerst nahrhaft, leicht verdaulich und eine Medizin. Der Kuzu-Tee ist ein nährendes, stärkendes und stimulierendes Tonikum für den Körper. Er stabilisiert den Kreislauf und wendet generell die Dinge zum Besseren, was Gesundheit und Schönheit angeht. Dieser wärmende Tee hilft ebenfalls, wenn eine Erkältung im Anzug ist.

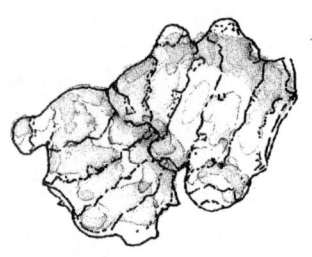

Wirkung: Nährt, wärmt, regt den Kreislauf an, stärkt und vertreibt generell Krankheiten.

Indikationen: Empfohlen bei Anzeichen von müdem, schlaffen Haar und ebensolcher Haut.
Tägliche Anwendung.

Bestandteile:
1 Stück Ingwerwurzel.
1 Eßlöffel brauner Zucker oder Honig.
1 Teelöffel *Kuzu*-Puder.
1 Tasse (240 ml) reines Quellwasser.

Herstellung: Rasple den Ingwer und drükke die Stücke durch ein Tuch, bis du etwa einen Eßlöffel Saft erhalten hast. Löse den *Kuzu* in ein wenig kaltem Wasser auf, gib dann den Ingwersaft und den Zucker/Honig hinzu. Rühre den Rest des Wassers hinein, siede es für einige Minuten in einem Topf (kein Metall), unter ständigem Rühren.
Wenn die Flüssigkeit dick wird, ist sie fertig.

Anwendung: Warm trinken.

Kirschrinden-Tee

Wirkung: Verschönert das Haar, regt das Wachstum des Haares an.

Indikationen: Empfohlen für dünnes Haar. Anwendung täglich.

Bestandteile:
1 Teelöffel Kirschbaumrinde.
1 Tasse (240 ml) reines Quellwasser.

Herstellung: Lege Rinde und Wasser in einen zugedeckten Topf (kein Metall) und koche alles auf. Laß die Flüssigkeit auf die Hälfte eindampfen, noch fünf Minuten ziehen und gieße dann das Ganze durch ein Sieb.

Anwendung: Heiß trinken.

Setz dich unter einen rosablühenden Kirschbaum, sieh den raschelnden und flirrenden Blättern zu; trink dabei den Tee aus seiner Rinde; und warte darauf, daß dein Haar lang wird, lang und immer länger …

Augenkompresse aus gesalzenem Bancha-Tee

Eine der japanischen Frauen, mit denen ich bei der Vorbereitung zu diesem Buch sprach, sagte zu mir: »Ich kuriere alles mit Tee.« Daß Tee – die japanischen und die westlichen Teesorten stammen vom selben Strauch – medizinische Wirkung besitzt, wird oft vergessen, denn wir sind ihn nur als tägliches Getränk gewöhnt. Tee hat die seltene und wunderbare Eigenschaft, ja Tugend, zugleich anregend und beruhigend zu wirken. Das macht ihn so nützlich als einen ebenso belebenden wie beruhigenden Trank, wenn wir müde sind. Oder auch als ein äußerlich anzuwendendes Mittel, zum Beispiel bei ermüdeten Augen, die Tee außerordentlich wirkungsvoll entspannt und erfrischt.

Wirkung: Reinigt, regt an, lindert Entzündungen, wirkt Schwellungen entgegen, wirkt adstringierend.

Bestandteile:
1 Eßlöffel *Bancha*-Tee, (Bancha ist ein japanischer Schwarztee mit sehr wenig Koffein [1%], ungefärbt. Bancha heißt Abendtee, da er mild und gesund ist, A. d. Ü.)
1 1/4 Tassen (300 ml) reines Quellwasser,
1 Prise Meersalz.

Herstellung: Erhitze die Teeblätter mit dem Wasser in einem Topf (kein Metall) zwanzig Minuten, laß es abkühlen und filtere dreimal durch feine Seide.
Benutze nur frisch zubereiteten Tee.

Anwendung: Trage den lauwarmen Tee mittels einer Gaze auf die Augenlider auf (falte die Gaze viermal, so erhältst du eine Kompresse). Leg dich hin und entspanne dich, laß die Teekompresse solange auf den Augen, wie du Zeit erübrigen kannst.

Aloe-Augenkühlung

Wirkung: Beruhigt, kühlt und entspannt.

Indikationen: Empfohlen für müde Augen. Anwendung wie erwünscht.

Bestandteile: Frisches Aloe vera oder *aloe-arborescens*-Blätter.

Herstellung: Schlitze ein Blatt der Länge nach auf, um die Milch heraustropfen zu lassen, dann schneide es auf die passende Größe für den Bereich um die Augen zu.

Anwendung: Leg dich hin und lege das Blatt mit der Innenseite nach unten auf die Augen, etwa fünfzehn Minuten.

Viele japanische Häuser besitzen eine Aloepflanze, die nützlicherweise, in einen großen Topf gepflanzt, direkt vor der Haustür prangt. Auf der ganzen Welt ist Aloe dafür bekannt, daß sie kleine und auch größere Hautschäden heilt. In Japan wird das heilende Gel auch benutzt, um die Augen zu kühlen und zu entspannen.

Das Gesichtspflege-Ritual

Täglich

Morgens: Reinigen, zuerst mit Öl, dann mit einer wasserlöslichen Reinigungsmilch o. ä.
Abspülen, nachfolgend die bereits erwähnte Kaltwasserwaschung.
Trag ein Gesichtswasser auf oder eine Spülung, oder laß ein Tonic folgen.
Trag dann zum Schluß ein Öl oder eine Creme für den Tag auf, wenn erwünscht.

Abends: Reinigen, zuerst mit Öl, dann mit einer wasserlöslichen Reinigungsmilch o. ä.
Mach eine Warmwasserspülung.
Es folgt eine Gesichtsmassage mit einem Öl oder einer Creme.
Zum Abschluß ein Gesichtswasser, eine Spülung oder ein Tonic verwenden; als Nachtbehandlung kann ein Öl oder eine Creme aufgetragen werden.

Wöchentlich oder nach Bedarf

Morgens oder abends: Nach dem Reinigen des Gesichts und der Behandlung mit Gesichtswasser, trag eine Maske, eine Packung oder eine sonstige Kur auf, oder manchmal kann die Massage mit derselben Kur/Behandlung erfolgen, mit der die Packung gemacht worden ist. Statt der normalen Massage kann auch ein kurzes Einmassieren der Packung oder der Creme erfolgen. Alle Packungen, Masken und sonstigen Behandlungen sollten mit warmem Wasser abgespült werden. Sodann folgen Gesichtswasser, Gesichtsspülung oder ein Tonic. Nur die »spot packs«, also Behandlungen gegen Hautunreinheiten und dergleichen, die lediglich auf die entsprechenden Stellen aufgetragen werden, dürfen nicht abgespült werden; sie sollten während des Tages so oft wie nötig aufgetupft werden.

Die Tees können die tägliche Schönheitspflege je nach persönlichem Geschmack ergänzen.

Gesichtspflegeprogramme

Eine persönliche Kur kann aus den in jedem Kapitel des Buches gegebenen, geeigneten Rezepten zusammengestellt werden. Such dir ein Reinigungsöl aus, eine Gesichtswaschung, ein Öl für die Gesichtsmassage, ein Gesichtswasser oder ein Tonic, ein Öl für den Tag oder die Nacht, eine Spezialbehandlung, Packung oder Maske, und schließlich einen Schönheitstee, indem du auf den Zustand deiner Haut achtest und dich nach den bei den Rezepten angegebenen Indikationen und Bestandteilen richtest. Während die meisten Waschungen, Gesichtswasser und Öle für den täglichen Gebrauch gedacht sind, eignen sich die Behandlungen und Packungen für weniger häufigen Bedarf. Da die angeführten Tees starke medizinische Wirkung besitzen, sollten sie auf keinen Fall öfter als angegeben getrunken werden. Die folgenden Programme sind als Anregung für bestimmte, häufig anzutreffende Hautkombinationen gedacht und auch für spezielle Fälle.

Normale Haut
Kamelienreinigungsöl, Reiskleiewaschung, Kamelienmassageöl, Luffaweinwasser, Kamelientag-/Nachtöl, Grünalgenpackung, Buchweizentee.

Fettige Haut
Sesamreinigungsöl, Azukipuderwaschung, Aloemassagesalbe, Tonicum aus gemahlenem grünen Tee, Aloetag-/Nachtcreme, Packung aus geschlagenem Eiweiß, einfacher Daikonwurzeltee.

Trockene Haut
Kamelienreinigungsöl, Reiskleiewaschung, Haifischleber-Massageöl, Braunzuckerspülung, Kamelientagesöl, Sesampackung, Tee aus schwarzen Bohnen.

Empfindliche Haut
Kamelienreinigungstee, Gesichtswaschung aus Perlgerste und Azukibohnenpuder, Kamelienmassageöl, Tonicum aus gemahlenem grünen Tee (Tee für die Teezeremonie), Kamelientag-/Nachtöl, Einfache Tofupackung, Perlgerstentee.

Junge Haut

Honig- und Walnußreinigungsöl, goldene Honigwaschung, Aloemassagesalbe, das erste Wasser vom Reisspülen als Gesichtswasser, Kamelientag-/Nachtöl, Packung aus japanischem Geißblatt, Perlgerstentee.

Alternde Haut

Haifischleberreinigungsöl, Algenwaschung (mit leichter Massage), Haifischmassageöl, Kiefernnadelgesichtswasser, Kamelientag-/Nachtöl, Grünalgenpackung, Buchweizentee.

Geschädigte Haut

Reinigungsöl aus Braunzucker und Sesam, Gesichtswaschung aus Perlgerste und Azukibohnenpuder (nicht massieren), Lotuswurzelwasser, Aloetag-/Nachtcreme, Perlgerstentee, Perlgerstenporridge-Packung.

Sonnengeschädigte Haut

Sesamreinigungsöl, Braunzuckerwaschung (nicht massieren), Gurkentonic, Aloetag-/Nachtcreme, Sommermelonenpackung, Misosuppe.

Zur Gesichtsaufhellung

Reinigungsöl aus Braunzucker und Kamelienöl, Gesichtswaschung aus Azukibohnenpuder. Massageöl aus Braunzucker und Kamelienöl, Gurkentonic, Kamelientag-/Nachtöl, Sommermelonenpackung, Perlgerstentee.

Um gestreßte Haut zu beruhigen und zu klären

Kamelienreinigungsöl, Reiskleiewaschung, Kamelienmassageöl, Kiefernadelwasser, Kamelientag-/Nachtöl, Dreipuderpackung, Perlgerstentee.

Um müde und schlaffe Haut zu beleben

Reinigungsöl von Braunzucker und Kamelienöl, Gesichtswaschung aus braunem Zucker, Massageöl aus braunem Zucker und Sesamöl, als Gesichtswasser rosa Pflaumensake, Kamelientag-/Nachtöl, grüne Algenpackung, Klettenwurzeltee.

**Um wie die Japaner in poetischer Harmonie
mit den natürlichen Jahreszeiten zu leben, benutze die
folgenden Schönheitsprogramme:**

Herbst

Walnußreinigungsöl, Reiskleiewaschung, Walnußmassageöl, Lotuswurzelwasser, Walnußtag-/Nachtcreme, Oktoberpersimonenpackung *(Khaki)*,
Klettenwurzeltee.

Winter

Sesamreinigungsöl, Braunzuckerwaschung, Sesammassageöl, Kiefernna-
delwasser, Sesamtag-/Nachtcreme, Wintersalat-Gesichtspackung, Schwarz-
bohnentee.

Frühling

Kamelienreinigungsöl, Azukibohnenpuder-Waschung, Massageöl von
Honig und Kamelienöl, Grünteetonic (aus Tee für die Teezeremonie),
Kamelientag-/Nachtöl, Azukibohnenpuder-Packung, Azukibohnentee.

Sommer

Safranreinigungstee, Azukibohnenpuder-Waschung, Safranmassageöl,
Gesichtswasser aus rosa Pflaumensake, Safrantag-/Nachtöl, Sommermelonenpackung, Eistee von Perlgerste.

Teil II

Die Schönheit
des Haares

Die Schönheit des Haares

Haar wird hochgeschätzt in Japan, es ist sozusagen ein großer natürlicher Schatz – es wächst stark, dick und glatt, blauschwarz und glänzend. Dieses natürliche Geschenk wird durch eine stärkende Ernährungsweise gepflegt, die reich ist an Substanzen, die lediglich gegessen werden, um Haarfülle zu erreichen, das Haar zu nähren und zu schützen; ferner dient die Kopfmassage ebenfalls diesem Zweck, einschließlich der Fingerdruckmassage, die Kreislauf und Metabolismus anregen soll; weiterhin findet sorgfältiges und vorsichtiges Kämmen und Frisieren statt; außerdem die Verwendung von sanften Haarwaschmitteln und nährende, schützende Spülungen und Behandlungen, um das Haar äußerlich zu stärken.

In Japan, wo sich die außerordentliche Beachtung, die der Schönheit gezollt wird, fast zu einer Art anmutiger Manie entwickelt hat, wird das Haar einer schönen Frau als Herausforderung gesehen, die beim männlichen Betrachter eine sofortige Reaktion auslöst. Es geht sogar die Legende, daß eine Frau allein durch die Schönheit ihres Haars einen Mann erobern könne.

Das Reich des Frauenhaars ist eines der seltenen Bereiche, in denen die Japaner von ihrer Maxime »klein ist wundervoll«, »weniger ist mehr« abweichen. Über die Jahrhunderte trugen die japanischen Frauen ihr Haar so lang wie möglich; es abzuschneiden, bedeutete ein ungeheures Opfer, das beispielsweise von denjenigen gebracht werden mußte, die in ein buddhistisches Nonnenkloster eintraten oder die ihren verstorbenen Gatten betrauerten. Je länger das Haar war, desto mehr rief es den Eindruck von Weiblichkeit und Sinnlichkeit hervor. Obwohl auch in Japan seit der Jahrhundertwende die Frisuren praktischer und damit kürzer geworden sind, gilt bis heute das Ideal japanischer Frauenschönheit, das durch langes, schwarzes, glattes Haar verkörpert wird.

Perfekt frisiertes Haar war und bleibt ein japanischer Standard. Wenn sich auch nur ein Haarsträhnchen aus der sorgfältigen Frisur gelöst hat, kommt dies einer ungeheuer subtilen, deshalb um so wirkungsvolleren erotischen Aufforderung gleich, etwa wie ein Knöchel, der zufällig unter dem alles verhüllenden Kimono hervorblitzt. Daß solche Zeichen und Zufälle wohl absichtlich und kunstfertig herbeigeführt sein mögen, spielt keine Rolle. Wichtig ist allein, daß sie zufällig erscheinen. Um zu wirken, müssen solche Details winzig sein, fast nicht zu sehen.

Gesundes Haar ist Haar, das von natürlicher Schönheit ist, glänzend und seidig weich. Wer solches Haar von Natur aus sein eigen nennen kann, hat es sehr wohl leicht, durch wohlduftende Öle, durch elegante Frisuren und sonstige raffiniert einfache Pflege sich jene fast nicht vorhandenen Blößen zu erlauben.

Die Stufen des japanischen Haarewaschens

* Es findet beim heißen Baderitual statt, kurz vorher, wenn man sich zuerst abseift. Die Badende kniet also außerhalb der Wanne nieder und schlägt das Haar nach vorne. So wird es mit warmem Wasser angefeuchtet.
* Richte dich nach den speziellen Instruktionen, die jedem Shampoo beigefügt sind. Im allgemeinen wird das Haarwaschmittel auf die Kopfhaut und nicht auf die Haare bzw. auf die Haarspitzen aufgetragen.
* Massiere die Kopfhaut etwa fünf Minuten, indem du sie mit den Fingerspitzen beider Hände fest preßt und dabei gleichzeitig kleine kreisende Bewegungen (auch von Seite zu Seite) ausführst, jedoch lediglich die Kopfhaut auf dem Knochen verschiebst und nicht die Finger. So verfährst du mit der gesamten Kopfhaut. Verzichte auf Zerren, Ziehen, Kratzen und ähnlich unsanfte Behandlung des Haares.
* Um das Haar zu säubern, mache die Haarenden sorgfältig weich und geschmeidig, indem du die Shampooflüssigkeit schäumend über das gesamte Haar verteilst. Das Haar selbst soll niemals gezogen werden o. ä., sondern mit allergrößter Sorgfalt behandelt, so als wäre es ein Stück allerfeinste Seide.
* Zum Spülen dusche den Kopf mit lauwarm-kühlem Wasser, halte das Haar dabei immer noch in der über den Kopf geschlagenen Position, und spüle so lange wie möglich, um allen Schaum und alle Spuren des Shampoos zu entfernen.

Japanisches Shampoo

Vor zehn Jahrhunderten, als die Japanerinnen während der berühmten Heian-Periode ihr Haar bis auf den Boden drapiert trugen, als ihr Haar dicht, gerade und schwer vom Mittelteil des Kopfes herabfiel wie ein dichter Seidenvorhang, war das Haarewaschen eine schwierige Angelegenheit. Für diese Aufgabe gab es sogar spezielle Tage: So war der siebente Juli an Tokyos Kamofluß einer dieser Tage. Es gab Perioden in der Heian-Zeit, während derer das Haarewaschen verboten war – diese Monate waren April, Mai, September und Oktober.

In Japan wie auch in anderen Teilen der Welt wusch man sich früher nicht regelmäßig die Haare, jedenfalls nicht so regelmäßig und häufig wie heute. In der Meiji-Zeit wusch man es nur pro Monat einmal. Mit der Änderung der Sitten und der Haartracht kam dann auch in Japan die fast tägliche Haarwäsche auf, die heute propagiert wird und üblich ist.

Bis in dieses Jahrhundert hinein waren die Substanzen, die fürs Haarewaschen genommen wurden, dieselben, die traditionell seit Jahrhunderten benutzt worden waren: Kamelienöl, Algen, Ei, Reiskleie und Azukibohnenpuder. Diese natürlichen Waschmittel wurden ergänzt durch pflanzliche Spülungen zum Klären und Tonisieren, dann folgten Öle und Pomaden oder Pflanzensäfte zum Frisieren des Haars, und manchmal eine Räucherung, um es gut duften zu lassen.

Das traditionelle japanische Shampoo kann man sich am besten vorstellen als eine Reinigungsmassage. Jahrhundertealtes Wissen legt mehr Wert auf die Kopfmassage, die Reinigung selbst nimmt einen geringeren Raum ein. Der Gedanke, alles Öl vom Haar zu entfernen, erscheint in der alten Tradition als schädlich; das Haar wird schutzlos, trocken und es bricht leichter.

Früher nahmen die ärmsten Bauern und Städter Ton zum Haarewaschen. Das reinigte das Haar wundervoll, doch entfernte es das Öl so restlos, daß das Haar total trocken wurde. Es verlor seinen tiefen schwarzen Glanz und wurde rötlich oder bräunlich, sogar kraus oder wellig. Diejenigen, die das kleiereiche Wasser vom Reiswaschen benutzten, waren besser dran, da die Kleie feuchtigkeitsspendend und nährend ist. Die reichen Leute dagegen konnten sich der mineralreichen Algen bedienen, und dementsprechend prunkten die Ehefrauen der Samurais und hochedlen Aristokraten mit tiefschwarzem, dickem und glänzendem Haar.

Keines der hier beschriebenen natürlichen japanischen Shampoos entfernt das Öl gänzlich aus dem Haar. Diese Materialien reinigen es von Schmutz, nähren und stimulieren Haar und Kopfhaut und befeuchten sie sanft. Die traditionellen japanischen Shampoos halten die Balance zwischen Reinigung und Schutz, und zusammen mit der sorgfältigen Kopfhautmassage tragen sie zur Anregung der Blutzirkulation sowie zum Abbau von Spannungen bei. (Eine gut ausgeführte Kopfmassage regt die Akupressurpunkte ebenfalls an, tonisiert und regeneriert also das gesamte Wesen, das von dieser einfachen Kopfmassage profitiert, nicht nur das Haar.)

Shampoo aus zerkleinerten Kameliennüssen oder -früchten

Wirkung: Reinigt leicht, schützt, gibt Feuchtigkeit, nährt Haar und Haarboden, verbessert Textur und Kondition.

Indikationen: Empfohlen für trockenes oder geschädigtes Haar.
Anwendung wöchentlich.

Bestandteile: Früchte/Nüsse des Kamelienbaums.

Herstellung: Gib etwa dreißig Nüsse in ein großes Waschsäckchen (wie unter Gesichtswaschungen beschrieben) und binde es gut mit einem Band zu. Schlage das Säckchen mehrmals gegen eine harte Oberfläche, um die Nüsse zu zerkleinern und das Öl herauszulösen.

Anwendung: Streiche das Säckchen mit den zerkleinerten Nüssen vorsichtig und sorgfältig über das trockene Haar. Die Bewegungen sollen wie beim Haarbürsten sein – von den Haarwurzeln zu den -spitzen. Dies ist ein »Trocken-«Shampoo, hier ist Wasser nicht vonnöten.

Bemerkung: Daß diese Methode das Haar ölig macht, werden diejenigen am meisten schätzen, die sehr dickes oder krauses Haar haben. Für feines und dünnes Haar ist sie nicht geeignet.

Die modernen Frauen vieler Kulturkreise haben die Angewohnheit, ihr Haar täglich zu waschen. Dann überschwemmen sie ihre Köpfe mit Konditionern, Packungen, Seren und Balsamen, um ihrem Haar Kraft, Fülle und Glanz zu geben. Eine viel einfachere Methode gab es früher: Die Frauen wuschen nicht nur ihr Haar weniger häufig, sie frisierten es darüberhinaus sogar öfters mit Öl, was die Haare auch nährte. Ihr Haar war daher ohne Zweifel gesünder, wenn auch nach heutigen Begriffen ästhetisch weniger ansehnlich.

Das japanische Shampoo aus zerkleinerten Kamelienfrüchten ist ein historischer Vorgänger der vielen heute in Japan produzierten Kamelienshampoos.

Reiskleie-Shampoo

Das ehrenwerte Reiskorn! Es verschönt mit dem Anblick der goldgrünen Sommerreisfelder nicht nur die Landschaft, sondern es schmückt auch die Speisetafel mit dampfenden Schüsseln von duftendem Weiß. Und die polierende, nährende Kleie ziert mit dem Glanz, den sie bringt, die hölzernen Fußböden der Häuser, und auch die Haut der Frauen und ihr langes, langes Haar. Dieses Shampoo ist ein Reiniger und Konditioner in einem, in Japan seit Jahrhunderten benutzt.

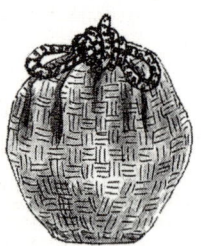

Wirkung: Reinigt und bringt Feuchtigkeit.

Indikationen: Alle Haartypen.
Anwendung sooft wie nötig.

Bestandteile: Frische reine Reiskleie
oder
Wasser, das fürs Reiswaschen benutzt wurde.

Anwendung: Falls du Reiskleie benutzt, fülle einen Baumwoll- oder Seidenwaschbeutel, weiche ihn in warmem Wasser ein, und dann massiere Haar und Haarboden sanft mit dem Beutel, Beutel sooft wie nötig wieder in warmem Wasser anfeuchten. Ausspülen.
Wenn du das Wasser vom Reiswaschen benutzt, schütte die milchige Flüssigkeit in ein Gefäß und gieße sie wiederholt über den Kopf, wobei du sie in einer Schale auffängst. Massiere die Kopfhaut und reibe die Flüssigkeit sorgfältig ins Haar ein. Abspülen.

Shampoo aus Azukibohnenmehl und Olivenöl

Wirkung: Reinigt und bringt Feuchtigkeit.

Indikationen: Alle Haartypen.
Anwendung sooft wie nötig.

Bestandteile:
Reines Olivenöl (Olio extra vergine),
Mehl von roten Azukibohnen.

Anwendung: Gib eine kleine Menge des Olivenöls auf Haar und Haarboden, massiere gut ein und achte darauf, daß das Öl auch bis an die Haarspitzen kommt.
Das Azukibohnenmehl wird trocken aufs Haar gegeben, du massierst es sanft ein und spülst alles aus.
Jetzt folgt Azukibohnenmehl, das mit warmem Wasser gemischt ist, nochmals gut einmassieren, dann als Abschluß sorgfältig spülen.

Bemerkung: Diejenigen, die die leicht ölige Beschaffenheit des Haars nach dieser Haarwäsche nicht schätzen (dieses Shampoo ist sehr gut fürs Haar), können der letzten »Ölung« zusammen mit dem roten Azukimehl ein wenig normales Shampoo beimischen.

Als ich im Verlauf meiner Forschungen über historische Schönheitstraditionen in Japan wiederholt auf Olivenöl stieß, war ich verwirrt. Obwohl man dann und wann eine kleine runde Olive auf einer zeitgenössischen japanischen Pizza erblikken kann, ist es doch im allgemeinen eine seltene Gelegenheit, Oliven bei japanischen Speisen zu entdecken. Sie sind in Japan etwas Exotisches. Wie um alles in der Welt entdeckten die früheren Schönheiten in Japan, daß Olivenöl gut für Haar und Haut ist? Als ich mich dann eines Tages mit japanischer Geschichte befaßte, las ich über die Portugiesen. Sie waren 1542 nach Japan gekommen und hatten das Christentum, Waffen und einen Kasutera genannten Kuchen mitgebracht. Ich dachte, daß sie vielleicht auch das Olivenöl mitgebracht haben könnten. Auf jeden Fall ist reines Olivenöl heute ein sehr geschätztes Schönheitsmittel für Haut und Haare, wo immer es hergekommen sein mag. Ähnlich wie Kamelienöl ist es ein japanischer Klassiker, dem man Vertrauen entgegenbringt.

Seetang-Shampoo

Die Damen der Oberklasse, die Frauen der Samurais, benutzten Algenshampoo, und man sagte, daß sie deswegen dieses starke, glänzende, wunderschöne schwarze Haar besäßen. Wie alle japanischen Haarreinigungsmethoden entfernt die Alge nicht nur Schmutz sowie überschüssiges Fett, sondern sie verwöhnt das Haar auch mit einer Reichhaltigkeit von Nährstoffen, die es strahlen und glänzen lassen und das Wachstum anregen. Es läßt sich danach auch leicht frisieren.

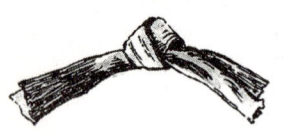

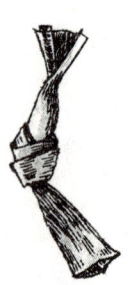

Wirkung: Reinigt, nährt, gibt Fülle und Glanz.

Indikationen: Alle Haartypen. Anwendung sooft wie nötig.

Bestandteile:
1 Teelöffel getrocknete und gemahlene Algen *(Kombu, Funori* und *Hijiki* ist eine gute Kombination),
3/4 Tasse (180 ml) reines Quellwasser.

Herstellung: Getrocknete Algen können in einem Mixer oder in einer anderen geeigneten Küchenmaschine gemahlen werden. Das Algenmehl kann längere Zeit aufgehoben werden, vorausgesetzt es wird in einem geeigneten Behälter und trocken aufbewahrt.
Frische Algen müssen gewaschen und zehn bis zwanzig Minuten eingeweicht werden, um das Salz zu entfernen. Sie können dann in einem Mixer gemahlen oder in einem Mörser für den sofortigen Verbrauch zerstoßen werden. Frisches Algenpüree kann nicht aufbewahrt werden, man kann es höchstens für einen oder zwei Tage im Kühlschrank halten. Besser ist es, frische Algen für jede Haarwäsche neu zuzubereiten.

Anwendung: Mische den Algenpuder bzw. das Püree in einer Tasse mit warmem Wasser unter ständigem Rühren solange, bis die Masse cremig geworden ist. Das kann auch bereits einige Stunden vor der Haarwäsche geschehen, jedoch nicht weniger als dreißig Minuten zuvor.

Wenn die Mischung fertig ist, feuchte die Haare an und streiche das Algenpüree aufs Haar und auf die Kopfhaut. Massiere es sorgfältig ein vor dem Ausspülen. (Dieses Shampoo kann etwa zwanzig Minuten auf dem Haar verbleiben, so daß es gleichzeitig eine nährende Packung darstellt, falls gewünscht.)

Eine alternative Methode für diejenigen, die sich mit einer normalen, entfettenden Haarwäsche wohler fühlen, ist es, vor der Algenwäsche die Haare auf die übliche Methode zu reinigen oder auch der Algenwäsche ein wenig kommerzielles Shampoo beizugeben. In diesem Fall sollte die Mischung nicht als Packung länger auf dem Haar gelassen werden.

Das Abspülen sollte extrem sorgfältig erfolgen, und, falls gewünscht, kann dem letzten Spülwasser ein Teelöffel Reisessig hinzugefügt werden, um das fischige Meeresaroma zu eliminieren.

Das herbe Aroma der Algen kann störend sein; die Frauen im alten Japan brauchten soviel Wasser zum Spülen ihrer algengewaschenen Köpfe, daß die normalen und stark frequentierten öffentlichen Bäder für Frauen einen höheren Eintrittspreis berechneten.

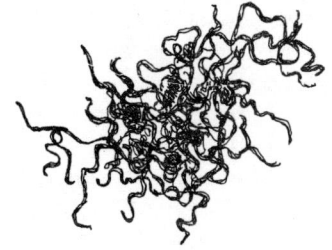

Violettes Algenshampoo

Meine Tochter liebt dieses Shampoo, weil es pflaumenviolett ist und vom Meeresstrand stammt – es ist etwas, das Babynixen benutzen würden. Funori ist eine krause, rotviolette Alge mit kleinen Knötchen in ihren Blättern, die mit einem kleinen Knall aufplatzen, wenn sie zerdrückt werden. In Japan wird sie verkauft zum Kochen und als Wäschestärke, und wegen ihrer gelartigen Beschaffenheit nehmen sie manche Leute auch in geringen Mengen als Frisierhilfe zum Legen des Haars. Als Shampoo eignet sich Funori außergewöhnlich gut – das Haar fühlt sich danach seidig an, es ist glänzend, füllig und gut ernährt, es läßt sich wunderbar leicht frisieren.

Wirkung: Reinigt, nährt und gibt Fülle und Glanz.

Indikationen: Alle Haartypen. Anwendung so oft wie nötig.

Bestandteile:
1 Handvoll *Funori*-Algen, getrocknet.
3 Tassen (710 ml) reines Quellwasser.

Herstellung: Bring das *Funori* in einem Gefäß (kein Metall) zusammen mit Wasser zum Kochen, nimm es dann vom Herd und laß es abkühlen. Filtere die Flüssigkeit durch ein Tuch oder ein Sieb und entferne die Rückstände.

Verwendung: Streiche das rosafarbene Gel aufs feuchte Haar und massiere Haar und Kopfhaut. Die Masse kann etwa zwanzig Minuten auf dem Kopf gelassen werden als Packung.
Sehr gut spülen. Um den Meeresgeruch zu entfernen, gib dem letzten Spülwasser etwas (1 Eßlöffel) Reisessig hinzu.

»Trocken«-Shampoo aus geschlagenem Eiweiß

Wirkung: Reinigt und macht weich.

Indikationen: Alle Haartypen. Anwendung so oft wie nötig.

Bestandteile: Geschlagenes Eiweiß.

Herstellung: Schlage das Weiße eines Eies schaumig (2 Eiweiße bei langem Haar), bis es steif ist.

Anwendung: Dies wird als »Trocken«-Shampoo gebraucht, das geschlagene Eiweiß wird ins trockene Haar gestrichen, einmassiert und dann mit einem in heißes Wasser getauchten Handtuch, nachdem dieses ausgewrungen wurde, entfernt.

Dies hier ist eine der altmodischen Haarreinigungsmethoden. Sie muß während der verbotenen Monate erfunden worden sein, als Haarewaschen für Frauen nicht erlaubt war. Wie viele Eiweiße mögen wohl von jemandem mit bodenlangem Haar gebraucht worden sein?

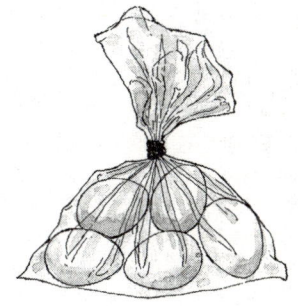

Die Kopfmassage, um schöneres Haar zu bekommen

Diese Kopfhautmassage, aufmerksam ausgeführt und die gesamte Kopfhaut berücksichtigend, stimuliert gleichermaßen die Akupressurpunkte am Kopf wie die Kopfhaut selbst. Das Resultat ist wunderschönes, gesundes Haar. Die Massage sollte täglich durchgeführt werden; sie kann extra ausgeführt werden oder zusammen mit der Haarwäsche oder einer Packung, was die Wirkung noch steigert. Folgende Punkte sollten beachtet werden: Der Kopf muß warm sein – also während einer Haarwäsche oder einem Bad ist es die beste Zeit dafür.

Nachdem das Haar mit sehr warmem Wasser angefeuchtet worden ist und das Shampoo oder die Packung aufgetragen, kann die Massage beginnen: Die Finger beider Hände kommen so auf den Kopf zu liegen, daß sich die Fingerspitzen entlang der Mittellinie befinden (Mittelscheitelgegend).

Beginne von dieser Linie aus mit sehr kleinen rotierenden Bewegungen aller Fingerspitzen (nicht mit den Nägeln), arbeite dich Stück für Stück nach unten vor, bewege dabei die Kopfhaut und nicht die Finger (verschiebe die Kopfhaut auf dem Knochen und bewege nicht die Finger auf der Kopfhaut). Diese Technik wird in jedem Bereich der Kopfhaut angewendet. Stellen, die sich besonders lose, weich oder hart anfühlen, zeigen eine Energieblockade oder ein Ungleichgewicht irgendwo im Körper an – oder sogar im Kopf selbst – und sollten eine Extrabehandlung bekommen.

Eine andere Technik der Kopfmassage benötigt einen Kamm oder eine Bürste. Während zum Frisieren ein Kamm das Mittel ist, kommt zur Stimulation der Kopfhaut eine mit natürlichen Borsten versehene Bürste in Frage. Wichtig ist hierbei besonders, daß nicht die Haare, sondern die Kopfhaut gebürstet wird, und wenn die Bürste durchs Haar bewegt wird, ist große Vorsicht geboten. Falls ein Kamm benutzt wird, sollte es ein japanischer Kamm aus Buchsbaumholz oder ein sehr guter, stumpfzahniger Gummikamm sein. Eine Bürste sollte abgerundete Borsten haben.

Die Massage mit Bürste oder Kamm funktioniert wie folgt: Beginne oben auf der Mitte des Kopfes, direkt über den Ohren, am Kopfmittelpunkt. Das ist der Startpunkt für jeden einzelnen Bürstenstrich. Von hier aus bürste nach unten zuerst zur Stirn hin, dann zu den Schläfen, zu den Ohren, dann zum Nacken. Kamm oder Bürste werden vorsichtig und sehr langsam direkt und fest auf der Kopfhaut bewegt.

Bei dieser Bürstenmassage wird das Haar von diesem einen zentralen Punkt oben auf dem Kopf weggebürstet, in Kreisform nach unten, niemals alles nach vorn oder alles nach hinten, so wie wir normalerweise unsere Haare bürsten würden.

Für die nun folgende Technik kann dieselbe Bürste oder auch eine etwas kleinere benutzt werden. Eine mit natürlichen Borsten, die eine gewisse Härte haben, ist vorzuziehen: Die Bürste soll jeden Punkt des Haares/Kopfes erreichen; wir verweilen dort drei bis fünf Sekunden, indem wir festen Druck ausüben. Der Druck wird auf jeder Stelle fünfmal wiederholt.

Eine letzte, spezielle Technik ist für ergrauendes Haar gedacht: Setze die Bürste direkt dort an, wo sich graues Haar befindet; während du hier festen Druck ausübst, bewege die Bürste leicht vor- und rückwärts; du bleibst dabei jedoch auf derselben Stelle (vergleiche die erste Massage mit zehn Fingerspitzen); das Haar darf auch nicht gezogen oder sonst rigoros oder unsanft behandelt werden. Mach alles sehr sanft. Diese Technik, wie auch all die anderen, bewegt die Kopfhaut und nicht die Bürste auf der Kopfhaut. Diese Behandlung ist nicht geeignet für Bereiche, in denen das Haar dünn ist oder wird.

Andere Behandlungen, die sich aufs Aussehen und die Gesundheit des Haares auswirken, befassen sich mit den Füßen, sie finden also am anderen Ende des Körpers statt. Ein Bambus-Fußroller, eine Fußmassage oder einfach ein sehr heißes Fußbad sind alle angezeigt als Hilfen bei schlechter Durchblutung der Kopfhaut.

Haarspülungen und -kuren

Da die japanischen Frauen traditionellerweise ihr Haar in unregelmäßigen Abständen wuschen und dann nur mit sanften, nährenden, natürlichen Substanzen, gefolgt von der Anwendung eines Öls oder von Pflanzensäften zum Frisieren des Haars, war eine besondere Spülung nicht nötig. Auf keinen Fall wurde das Haar seines Ölanteils beraubt, wie es bei den modernen scharfen chemischen Haarwäschen der Fall ist, die das Haar verletzlich und empfindlich gegen Austrocknung, Sonnenschädigung und Verfilzen machen.

Öl und Pflanzenextrakte, die während des Frisierens durch das Haar gekämmt wurden, dienten dem Schutz des Haares und seiner Harmonisierung; die meisten Haarfrisieröle enthielten ätherische Öle, die nicht nur eine ganze Reihe von heilenden, nährenden oder stimulierenden Eigenschaften besaßen, sondern die auch als natürliche Antiseptika fungierten, die sowohl Haar als auch Haarboden sauberhielten.

Spezialbehandlungen und -spülungen wurden nur bei besonderen Fällen durchgeführt: bei Haarausfall, Schuppen, Irritationen des Haarbodens oder bei stumpfem oder farblosem Haar. Viele der für das Bad oder für die Haut benutzten Kräutersubstanzen sind ebenso fürs Haar geeignet; bei einer ganzheitlichen Körperkur zum Schöner- und Gesünderwerden können viele der Substanzen sowohl innerlich als auch äußerlich angewendet werden, was die Ergebnisse verstärken wird. Algen, Öl aus den Nüssen des Kamelienbaums, Ei, Ingwerwurzel, Knoblauch, *Sake,* brauner Zucker und eine ganze Reihe von Früchten, Blättern, Körnern und Samen, sie alle offerieren Schönheit und Gesundheit, sei es für Haar, Haut oder den Körper, ob sie nun für heilende oder lediglich für schützende Zwecke benutzt werden.

Spülungen, sonstige Packungen und Öle können dem Haar enorm guttun, sie stimulieren, sie tonisieren, nähren, bringen Glanz ins Haar, reinigen und schützen gegen Feuchtigkeitsverlust und Schädigung anderer Arten. Das Haar muß jedoch auch vor den Elementen bewahrt werden, um seine Schönheit zu erhalten. Zuviel oder zu starke Sonneneinstrahlung kann dem Haar genauso schaden wie der Haut, und in den entsprechenden Gegenden der Welt oder bei entsprechender Hitze sollte das Haar geschützt werden falls möglich. Jeder Besucher Japans wird sogleich die Hüte bemerken, die zu jeder Zeit getragen werden, von Frauen, Babys und von Kindern, um Haare und Haut vor den Strahlen der Sonne zu schützen. Bäuerinnen schlagen sich *Tenugi* genannte Tücher um Kopf und Hals zu demselben Zweck oder, was sogar noch üblicher ist, sie tragen breitrandige Strohhüte, die durch besonderes Design und Zusätze sogar den empfindlichen Nacken und noch verschiedene Stellen bedecken, die gewöhnlich der Sonne ausgesetzt sind. In der Sommerzeit sieht man überall Frauen mit weißen, zarten Sonnenschirmen.

Eine andere Tatsache, die zu schönem Haar beiträgt, ist schlicht und einfach eine sorgfältige Behandlung. Zahlreiche moderne Experten stimmen darin überein, daß das Haar nur mit einem sehr guten Kamm gekämmt werden sollte, was traditioneller alter japanischer Weisheit entspricht. Es sollte nur gekämmt, nie gebürstet werden. Stimulation der Kopfhaut und Verteilung des Haaröls durchs gesamte Haar, die von vielen Menschen mit dem Bürsten des Haares assoziiert werden, lassen sich viel besser erreichen durch sanftes Kämmen und durch die Haarmassage bzw. die Massage des Haarbodens. Haarebürsten kann eine schädliche Wirkung haben auf die empfindliche Kutikula, es kann das Brechen und Splittern des Haares und der Haarspitzen bewirken, wenn es nicht mit großer Vorsicht durchgeführt wird. Die Schädigung des Haars, die durch zu häufigen oder unkorrekten Gebrauch von erhitzten elektrischen Lockenwicklern o. ä. oder durch Haarföne verursacht wird, ist bekannt. Ebenso der austrocknende Effekt vieler Frisiergels, -schaums und -sprays. Es ist wünschenswert, den Gebrauch dieser Instrumente und Substanzen einzustellen.

Die Behandlungen und Spülungen, die hier beschrieben werden, gliedern sich in die folgenden Kategorien: die konditionierende Spülung nach der Haarwäsche, die Packung sowohl vor als auch nach der Haarwäsche, je nach Haarbefindlichkeit. Und spezielle Behandlungen, das sind gewöhnlich Öle oder Pflanzensäfte, die ins Haar oder in den Haarboden einmassiert werden, damit sie hier den Tag oder auch die Nacht über einwirken.

Spezialbehandlungen

Die meisten Shampoos, Packungen und Spülungen sind von sich aus bereits Haargesundheits- und Schönheitskuren. Außerdem gibt es noch einige spezielle Behandlungsarten, die bei größeren Haarschäden wie Ausfall, Brechen des Haares oder anderen exzessiven Störungen Anwendung finden.

Zwiebeln und *Knoblauch* sind in Japan beide bekannt als Mittel gegen Haarausfall. Ihr roher Saft wird täglich in die betreffende Stelle eingerieben; das muß

Wie die japanischen Spülungen und Spezialbehandlungen angewendet werden

✱ Die konditionierende Spülung nach der Haarwäsche wird ins frisch gewaschene und gespülte Haar gegeben. Manche Spülungen sollen mehrmals übers Haar gegossen werden, andere nur einmal. Manche bleiben im Haar, andere wiederum müssen wieder ausgespült werden.

✱ Die Packung vor der Haarwäsche wird auf das trockene oder feuchte Haar vor dem Waschen gegeben. Weil die Poren und die Kopfhaut bei Wärme und Entspannung mehr geöffnet sind, ist das Haarewaschen während des heißen Bades besonders zu empfehlen. Zum Entfernen der Packung spüle zuerst mit viel warmem Wasser, dann gib Shampoo ins Haar und wasche gut durch, spüle wieder und schließe mit einer leichten Spülung ab, falls gewünscht.

✱ Die Packung nach der Wäsche wird nach dem Haarewaschen aufgelegt. Das Shampoo wird ausgespült und dann erfolgt die Packung. Sie bleibt die angegebene Zeit auf Haar und Haarboden und wird dann mindestens fünf Minuten mit klarem warmem Wasser ausgespült. Danach ist keine besondere abschließende Behandlung mehr nötig.

✱ Die Spezialbehandlung erfolgt meist für trockenes Haar, sie wird ins Haar einmassiert und bleibt dann für längere Zeit drauf, entweder vierundzwanzig Stunden oder über Nacht, das hängt vom Rezept ab und auch von der persönlichen Vorliebe. Solche Behandlungen werden meist über einen längeren Zeitraum hinweg wiederholt.

✱ Die Haarmassage kann zu verschiedenen Zeiten durchgeführt werden, beim Shampoonieren, wenn die Packung oder eine Spülung ins Haar kommt oder auch, wenn eine Packung auf das trockene Haar aufgetragen wird.

längere Zeit, etwa zwei bis drei Monate, fortgesetzt werden. Man kann die Wirkung noch erhöhen, indem man vor der Saftanwendung von Zwiebel oder Knoblauch die Stelle mit einem heißen Tuch anwärmt und sie so empfänglicher für die heilenden Substanzen macht. Da die Haare jeden Geruch so leicht annehmen, kann man sich gut vorstellen, daß niemand diese Kur durchführen will, außer vielleicht eine Einsiedlerin. Eine erträgliche Alternative dazu wäre: die Anwendung von geruchlosem Knoblauchöl in Gelatinekapseln.

*Sesam*öl und *Kamelien*öl sollen gegen Haarausfall helfen und sind generell gut für die Gesundheit des Haares. Es genügen täglich wenige Tropfen, einmassiert in die Kopfhaut. Vor jedem Benutzen von Haartrocknern oder von irgendwelchen Chemikalien ist es eine gute Idee, ein wenig Öl ins feuchte Haar zu massieren, um es zu schützen. Solch eine minimale Ölbehandlung ist ebenfalls angezeigt, wenn das Haar öfter Kälte und Wind, extremer Hitze oder praller Sonne ausgesetzt werden muß. Die beste Zeit für solch eine Ölanwendung ist nach einem Bad oder nach der Haarwäsche, wenn das Haar noch dampfig und feucht und die Kopfhaut warm ist. Vorsichtiges Kämmen des getrockneten Haares hilft, das Öl gleichmäßig zu verteilen.

Eine andere Art, Kamelienöl zu verwenden, ist, einen kleinen Tropfen Öl oder zwei ins Haar zu verteilen, gefolgt von ein oder zwei Tropfen *Zitronen*saft. Beiden Substanzen wird nachgesagt, daß sie fürs Haar und für die Haut heilende Eigenschaften haben, insbesondere, wenn sie zusammen angewendet werden.

Traditionelle Spezialbehandlungen bei besonders geschädigtem Haar waren – außer den bereits erwähnten – *Rizinus*öl und Kamelienöl oder Rizinusöl und *Shochu,* der hochprozentige japanische destillierte Alkohol, der auch durch Wodka ersetzt werden kann. Rizinusöl heilt und schützt das Haar und gibt ihm Glanz, doch ist es ein schweres Öl, es läßt sich schlecht auswaschen. So ist diese Behandlung nicht unbedingt zu empfehlen, es sei denn, jemand liebt den fettigen »wet-look«. Für eine Nachtbehandlung kann Rizinusöl in die Kopfhaut einmassiert werden, dann mit einem Kamm in das gesamte Haar verteilt und insbesondere in die Haarspitzen eingerieben werden. Was die *Shochu*-Ölbehandlung angeht, so ist diese Mixtur sehr nützlich als ein reinigendes, antiseptisches Mittel, doch der enthaltene Alkohol kann bei zu häufiger Anwendung eher austrocknende Wirkung haben.

Soyabohnentee

Die plebejische kleine Soyaboh-
ne, die so ungemein nahrhaft
ist, wenn sie gegessen oder äu-
ßerlich angewendet wird, ver-
wöhnt das Haar mit einem
reichhaltigen Cocktail an
Protein, Vitamin-B-Komplexen
und Mineralien. Bei trockenem
Haar erhöht eine gelegentliche
Massage mit Soyabohnenöl
die Wirkung des Bohnentee-
conditioners.

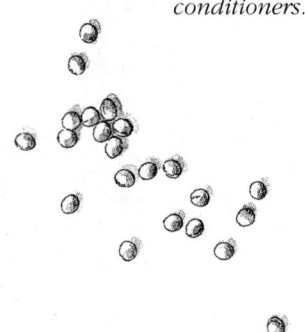

Wirkung: Nährt und macht das Haar füllig.

Indikationen: Alle Haartypen.
Empfohlen für Irritationen des Haarbodens und für müdes Haar.
Anwendung täglich, wenn erwünscht.

Bestandteile:
50 g getrocknete Soyabohnen,
2 Tassen (480 ml) reines Quellwasser.

Herstellung: Bringe Soyabohnen und Wasser in einem Topf (kein Metall) zum Kochen, nimm dann die Hitze weg (auf klein stellen) und siede, bis die Flüssigkeit auf die Hälfte reduziert ist.
Laß das Gefäß bedeckt und das Ganze ziehen, bis der Tee kühl ist. Absieben.
Im Kühlschrank kann dieser Tee bis zu drei Tagen aufbewahrt werden.

Anwendung: Der Tee dient nach dem Haarewaschen als eine stärkende Spülung (hair-conditioner). Muß nicht ausgespült werden.

Bemerkung: Dieser Tee kann für die grundlegende tägliche Pflege verwendet werden.

Spülung mit Reiswaschwasser

Wirkung: Gibt Feuchtigkeit, nährt und gibt Glanz.

Indikationen: Alle Haartypen.
Empfohlen für trockenes und geschädigtes Haar.
Anwendung sooft wie gewünscht.

Bestandteile:
Ein Gesichtswaschhandschuh gefüllt mit Reiskleie.
Reines Quellwasser.

Herstellung: Gib den zugebundenen Waschhandschuh in einen Topf (kein Metall) zusammen mit der zweifachen Menge an Wasser, koche dies auf, schalte auf kleine Flamme und siede es fünfzehn Minuten. Laß es abkühlen und entferne dann den Waschhandschuh mit der Reiskleie.
Bereite dies für jede Anwendung frisch vor.

Anwendung: Nach der Haarwäsche als eine stärkende Spülung (conditioner). Sie wird einige Minuten auf dem Haar und der Kopfhaut gelassen, dann mit klarem Wasser abgespült.

Bemerkung: Diese Spülung kann für die tägliche Grundpflege benutzt werden.

Das gloriose Reiskorn befindet sich im spirituellen Zentrum der japanischen Kultur; wie es sich für solch ein beliebtes und geliebtes Hauptnahrungsmittel gehört, kann man es in jeder möglichen Kombination der natürlichen Schönheitspflegerituale wiederfinden.

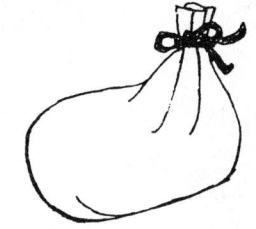

Spülung mit braunem Reisessig

Reis erscheint abermals – diesmal in Form von süßsaurem Essig, eine leichte, kühle Erfrischung fürs Haar.

Wirkung: Reinigt, nährt, balanciert, tonisiert, hilft Rückstände zu entfernen, und belebt.

Indikationen: Alle Haartypen.
Anwendung wie erwünscht oder nach jeder Haarwäsche.

Bestandteile:
1 Eßlöffel brauner Reisessig.
1 Tasse (240 ml) warmes Wasser.

Herstellung: Mische den Essig ins Wasser.

Anwendung: Nach der Haarwäsche und dem Ausspülen wird diese Essigspülung als letzte Spülung vorgenommen.

Bemerkung: Diese Spülung kann als tägliche Grundpflege dienen.

Kamelienwasserspülung

Wirkung: Nährt, macht geschmeidig und zart, gibt Feuchtigkeit und hilft gegen verfilztes Haar.

Indikationen: Alle Haartypen.
Anwendung sooft wie nötig.

Bestandteile:
2–3 Tropfen Kameliennußöl,
4 1/4 Tassen (1 Liter) warmes Quellwasser.

Herstellung: Mische das Wasser solange mit dem Öl, bis eine Dispersion eingetreten ist (d. h. bis sich das Öl aufgelöst hat).

Anwendung: Nach Haarwäsche und Spülung spüle mit dieser Kamelienölspülung nach.

Bemerkung: Diese Spülung kann als tägliche Grundpflege angewendet werden.

Außer seinem streng-delikaten weiblichen Geist, besitzt Kamelienöl eine weitere mysteriös-magische Eigenschaft: Es vermag den Menschen ein langes Leben und Jugend zu schenken – ein alter chinesischer Glaube – und altem Reis wieder zu Frische und Aroma zu verhelfen. Dies Öl schützt wie alle Öle, doch besitzt es ebenfalls eine gewisse erfrischende Qualität, die gewöhnlich nicht von Ölen erwartet wird.

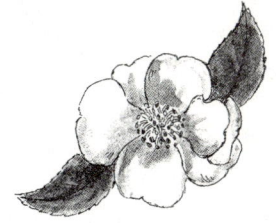

Süßholzwurzeltee-Spülung

*Süßholzwurzel, süßer als Zuk-
ker und innerlich beruhigend
als ein medizinischer, tonisieren-
der Tee, ist die süße Rettung für
verstrubbeltes, fliegendes Haar.
Japanisch heißt es Kanzou und
lateinisch Glycyrrhica glabra.*

Wirkung: Macht weich und glatt und belebt.

Indikationen: Alle Haartypen.
Empfohlen für schlechtliegendes oder
krauses Haar.
Anwendung sooft wie nötig.

Bestandteile:
60 g gemahlenes oder geraspeltes Süßholz,
(Wurzel).
2 1/2 Tassen (600 ml) reines Quellwasser.

Herstellung: Bring die Bestandteile in einem Topf (kein Metall) zum Kochen, stell
dann die Flamme kleiner und siede alles
dreißig Minuten. Gib immer soviel Wasser
hinzu, daß zum Schluß 1 1/4 Tassen (300 ml)
übrigbleiben, laß es abkühlen und schütte
es durch ein Sieb.

Anwendung: Nach dem Waschen des Haares wird die Spülung über das Haar gegossen, sie muß nicht ausgewaschen werden.
Die Mixtur kann im Kühlschrank bis zu
drei Tagen aufgehoben werden.

Bemerkung: Diese Spülung kann für die
tägliche Grundpflege benutzt werden.

Kamelienölbehandlung

Wirkung: Nährt Haar und Haarboden, gibt Feuchtigkeit, beugt Schuppen vor, ebenso wirkt es farbverstärkend und schützt gegen das Brechen der Haare und gegen Haarausfall.

Indikationen: Alle Haartypen.
Wöchentliche Anwendung.

Bestandteile: Kameliennußöl.

Anwendung: Bürste das Haar sorgfältig, wie es bei der Kopfmassage beschrieben wurde.
Streiche danach das Kamelienöl auf Haar und Kopfhaut, massiere es gut ein und achte darauf, daß das Öl im gesamten Haar, besonders an den Haarspitzen, verteilt wird, falls diese geschädigt sind.
Hülle den Kopf in ein warmes Handtuch und entspanne so lange wie möglich (dreißig Minuten bis zu drei Stunden).
Spüle das Haar mit sehr warmem Wasser aus, dann wasche es gut mit Shampoo durch und spüle es erneut gut aus.

Bemerkung: Benutze das Rezept als eine gelegentliche Behandlung oder für eine Spezialbehandlung.

Wenn unsere Morgen- und Abendtoilette lediglich aus der Anwendung von Reiskleie und Kamelienöl, vielleicht auch noch einem bißchen Sake bestehen würde, wären wir vollkommen mit allem versorgt, was eine anständige und vollwertige Schönheitspflege erfordert.

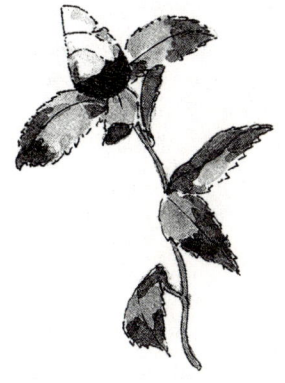

Sesamölbehandlung

Was Haar und Haarboden anbelangt, so ist Sesamöl als Trägeröl in Zusammensetzungen von Haaröl mit ätherischen Ölen sowie als ein grundlegender Bestandteil in der asiatischen Kräutermedizin eines der am häufigsten benutzten Heilmittel. Eine Haarkur mit Sesam beinhaltet die äußerliche Anwendung und die Massage mit diesem Öl, kombiniert mit der täglichen Einnahme schwarzer oder weißer Sesamsamen in roher oder gerösteter Form.

Wirkung: Beugt Haarausfall vor, nährt Haar und Haarboden, heilt und gibt Feuchtigkeit.

Indikationen: Empfohlen für trockenes, geschädigtes, farbloses und dünnes Haar. Anwendung wöchentlich.

Bestandteile: Sesamöl.

Anwendung: Öle die Haare mit dem Sesamöl vor der Haarwäsche völlig ein, bis zu den Haarspitzen, und massiere es gut ein. Das Öl soll ins angefeuchtete Haar kommen. Wickle den Kopf in ein warmes Handtuch und laß das Öl mindestens dreißig Minuten einwirken. Es kann ruhig bis zu drei Stunden draufbleiben.
Spüle es mit sehr warmem Wasser aus, wasche dann das Haar mit einem Shampoo gut durch und spüle erneut.

Bemerkung: Benutze dieses Rezept als eine gelegentliche Behandlung oder als eine Spezialbehandlung.

Knoblauch-Reiswein-Behandlung

Wirkung: Regt die Durchblutung der Kopfhaut an, beugt dem Brechen der Haare und
Haarausfall vor, wirkt gegen Schuppen
und schützt.

Indikationen: Nicht empfohlen für sensi-
bles Haar/Kopfhaut. Empfohlen für müdes, geschädigtes, farbloses oder abgebro-
chenes Haar.

Bestandteile:
6 Knoblauchzehen,
2 Tassen (480 ml) *Sake* (Reiswein),
(falls erwünscht: Kamelien- oder Sesamöl)

Herstellung: Mach den Sake heiß, bis er fast
kocht, nimm ihn dann vom Herd und gib
die abgeschälten und halbierten Knoblauchzehen in die Flüssigkeit. Bedecke das
Ganze und laß es dreißig Minuten oder
länger ziehen. (Im Kühlschrank hält sich
die Flüssigkeit eine Weile, doch ist es am
sichersten, sie innerhalb einer Woche auf-
zubrauchen.)

Anwendung: Massiere die Flüssigkeit vor
dem Shampoonieren in die Haare und
Kopfhaut ein und verteile sie gleichmäßig.
Wickle den Kopf in ein warmes Handtuch
und laß es dreißig Minuten einwirken.
Dann mit warmem Wasser ausspülen, waschen und noch mal gut spülen.

Bemerkung: Benutze dieses Rezept als gelegentliche oder Spezialbehandlung.

*Dies ist für leuchtendes, glänzen-
des, guternährtes, weiches und
schmiegsames, knoblauchduften-
des Haar.*

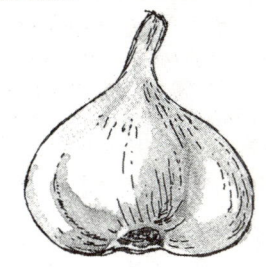

Haarbehandlung mit Sesamöl und Ingwer

Obwohl diese Behandlung dich nach aromatischer chinesischer Küche riechen lassen wird, so stimuliert sie doch das Haarwachstum und wirkt gegen Haarausfall, so daß möglicherweise dieses edle Heilmittel den etwas aufdringlichen Geruch rechtfertigen mag.

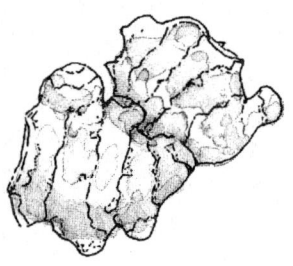

Wirkung: Regt das Haarwachstum an, hilft gegen Haarausfall, heilt Irritationen des Haarbodens, wirkt gegen Schuppen und regt die Durchblutung an.

Indikationen: Nicht empfehlenswert bei empfindlicher Haut des Kopfes; empfohlen für müdes und ausfallendes Haar. Anwendung wie gewünscht; als Haarkur dreimal wöchentlich.

Bestandteile: Frische Ingwerwurzeln, Sesamöl.

Herstellung: Rasple ein Stück Ingwer mit einem Ingwerraspler oder mit einer Reibe, und quetsche ihn dann in einem Gazetuch aus. Entferne die Rückstände. Nimm den Ingwersaft und mixe ihn zusammen mit reinem Sesamöl (1:1) mit einem Schneebesen. Für jede Anwendung frisch zubereiten.

Anwendung: Benutze die Flüssigkeit als eine Massage für die Kopfhaut. Reibe sie gut in den Haarboden und in die Haarwurzeln ein (10 Minuten), bevor du das Haar wäschst. Diese Packung kann auch als Kur über längere Zeit einwirken, obwohl manche Kopfhaut bei Ingwer etwas irritiert sein mag. Falls die Kopfhaut zu brennen beginnt, wasch die Lösung sofort ab und verringere beim nächsten Mal die Menge des Ingwers.

Bemerkung: Benutze das Rezept für gelegentliche oder Spezialbehandlungen.

Haarbehandlung mit Honig, Zitrone und Reiswein *(Sake)*

Wirkung: Beugt Schuppenbildung vor, reinigt und entgiftet, belebt.

Indikationen: Empfohlen für schuppiges oder müdes Haar.
Anwendung zweimal wöchentlich.

Bestandteile:
Saft von 1 *Yuzu* (japanische Zitrone/Limone) oder Zitrone,
1 Eßlöffel Honig.
2 Eßlöffel *Sake* (Reiswein).

Herstellung: Mixe diese Bestandteile gut zusammen.

Anwendung: Trage die Packung vor der Haarwäsche aufs trockene oder nur angefeuchtete Haar auf. Laß sie fünf bis zwanzig Minuten einwirken, dann ausspülen und waschen.

Bemerkung: Diese Behandlung kann als tägliche Grundpflege dienen.

Eine Freundin von mir hat mir erzählt, daß sie verrückt nach Sake geworden ist, daß sie Sake überall anwendet; sie tut ihn aufs Haar und auf die Haut und literweise ins Badewasser. Das alles begann, als ihr japanischer Ehemann ein Faß dieser billigen »Tassen«-Sakes mit nach Hause brachte und ihr sagte, daß seine wunderschöne, frischaussehende Großmutter ihr Lebtag nur Sake für ihre Schönheitspflege benutzt hätte. Meine Freundin sammelte buchstäblich Hunderte von Sakearten und -qualitäten, um doch schließlich zu der Entscheidung zu kommen, daß der billigste Sake der beste ist.

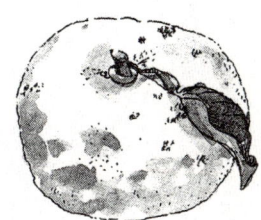

Algenteespülung

*Erfreue dein Haar mit einer hell-
grünen Brühe aus dampfen-
dem, ozeanischem Algenpulver.*

Wirkung: Nährt, tonisiert, stimuliert, macht
zart.

Indikationen: Alle Haartypen.
Anwendung sooft wie nötig.

Bestandteile:
2 Streifchen getrockneter *Kombu* (Alge).
3/4 Tasse (180 ml) reines Quellwasser.

Herstellung: Gieße kochendes Wasser
über die Algen in einem Gefäß (kein Metall). Laß das Ganze eine halbe Stunde stehen oder solange, bis die Algen weich
sind. Entferne die Algen vor der Anwendung.

Anwendung: Gieße das Algenwasser nach
der Haarwäsche und dem Ausspülen des
Shampoos übers Haar. Massiere die Flüssigkeit dabei einige Minuten leicht ein,
dann ausspülen. Fertig.

Bemerkung: Diese Behandlung kann auch
als tägliche Grundpflege dienen.

Haarpackung aus Zuckerlösung

Wirkung: Nährt und tonisiert.

Indikationen: Alle Haartypen.
Empfohlen für geschädigtes Haar.
Anwendung gelegentlich.

Bestandteile: Sirup aus braunem Zucker
(siehe S. 24).

Anwendung: Wende die Behandlung mit
Braunzuckersirup oder mit in heißem Wasser gelöstem, braunen Zucker wie eine
Packung an. Wickle den Kopf in ein warmes Handtuch und lasse sie für zwanzig
Minuten einwirken. Am besten nutzt du
die Zeit, wenn du sowieso ein heißes Bad
nehmen willst, dann hast du die nötige
Wärme und feuchte Atmosphäre für diese
Kur.
Falls Öl verwendet wird, muß die Packung
vor der Haarwäsche aufgelegt werden,
und das Haar muß danach gründlich gewaschen werden, um den größten Teil des
Öls entfernen zu können.

Bemerkung: Benutze diese Behandlung
gelegentlich für spezielle Zwecke.

*Brauner Zucker ist mit seiner
konzentrierten Dosis an nährenden und stärkenden Mineralien
ebenso nährstoffreich fürs Haar
wie für die Haut. Wer trockenes
oder farbloses Haar hat, kann
den Sirup mit Sesam- oder
Kamelienöl kombinieren; in
diesem Fall muß jedoch das
Haarewaschen hinterher sehr
sorgfältig erfolgen.*

Eigelb-Packung

*Das Ei ist international, es kennt
keine kulturellen Grenzen. Als
eines der nährstoffreichsten Mittel fürs Haar gehört es zur japanischen Schönheitstradition und
auch zu allen Schönheitstraditionen der Welt. Das Ei bewirkt
bei langem Haar eine gute
Ondulation.*

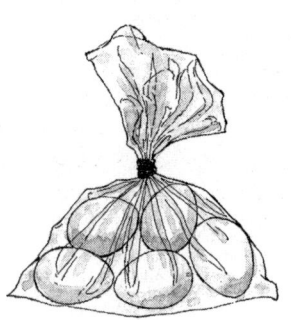

Wirkung: Reinigt, gibt Fülle, nährt und gibt
Feuchtigkeit.

Indikationen: Empfohlen für trockenes
oder geschädigtes Haar.
Anwendung ein- oder zweimal wöchentlich.

Bestandteile: 1 oder 2 frische Eigelbe.

Herstellung: Schlage die Eigelbe leicht mit
einem Schneebesen.
Um einen schöneren Geruch zu erhalten,
ist meine Version dieses Rezeptes wie
folgt: Gib einen oder zwei Tropfen ätherisches Öl ins Eigelb. Die traditionellen japanischen Düfte sind Sandelholz, Nelke,
Fenchel. Sie alle geben dem Haar einen
wundervollen Hauch Wohlgeruch.

Anwendung: Diese Behandlung wird nach
dem Haarewaschen durchgeführt, für zehn
oder zwanzig Minuten auf dem Haar belassen und dann sehr gut ausgespült.

Bemerkung: Dies ist eine gelegentlich anzuwendende Spezialbehandlung.

Ernährung, die die Schönheit fördert

Wenn ein einfaches, nährstoffreiches Mahl mit wenig Kalorien gewünscht wird, das sicherstellt, daß wir staunenswert wunderbar glänzendes Haar bekommen, dann läßt sich etwas wie folgt zusammenstellen:

Vollkorn,
eine kleine Portion gegrillter Fisch
oder
ein rohes Ei, Algen,
ein Soyabohnenprodukt,
Samen oder Nüsse.

Dieses Mahl, das reich ist an allen B-Vitaminen, viel Protein enthält und nur so strotzt vor haarverschönernden Mineralien wie Schwefel, Eisen und Zink, ebenso Kalzium und Pflanzenöl, ist leicht, füllt aber den Magen und garantiert, wenn es über eine längere Zeitperiode hin regelmäßig gegessen wird, schönes, starkes, glanzvolles, dickes Haar. Diese Mahlzeit ist die Grundlage für ein normales japanisches Frühstück (mit einer wichtigen Abänderung: Da die Japaner gewöhnlich zum Frühstück bereits weißen oder braunen Reis essen, ist dies ohne Zweifel die bessere Variante):

Brauner Reis mit Sesamsamen überstreut,
gegrillter Fisch
und/oder
ein rohes Ei,
Misosuppe mit Wakamealgen und Tofu,
geröstete Norialgen,
Natto (fermentierte Soyabohnen).

Dies einfache Essen – alles wird in kleinen Portionen gegessen – ist nicht nur Schönheits- und Gesundheitsmittel für das Haar, sondern es wirkt sich auch auf die Haut und unser Wohlbefinden aus. Die *Umeboshi*-Pflaume, die meist dazu gereicht wird, um die Verdauung zu erleichtern und die Entgiftung zu beschleunigen – all das bewirkt eine geradezu medizinische Tonisierung, die alle Körperfunktionen stärkt und vitalisiert.

Wirklich schönes Haar benötigt nicht nur Reinigung, Stimulierung und die Kopfmassage, Schutz und Ernährung durch sanfte und nährstoffreiche Waschungen, Spülungen und Packungen, es benötigt nicht nur vorsichtige und liebevolle Behandlung und Schutz vor rauhem Wetter und vor intensivem Sonnenschein – es braucht auch die ständige Ernährung von innen. Ungesundes Essen oder Krankheit oder Streß machen sich fast sofort im Aussehen des Haares bemerkbar.

So ist also die Ernährung der Faktor Nummer Eins bei der Haarpflege; ohne diese Grundlage, auf der alle anderen Maßnahmen basieren, werden unsere Bemühungen um schönes Haar fehlschlagen. (Natürlich wird eine gesunde Ernährung allein noch kein schönes Haar machen, das so leicht geschädigt wird durch unsachgemäße Behandlung und äußerliche Aggressoren wie Hitze, scharfe chemische Shampoos und eben auch unvorsichtiges Kämmen.)

Die japanische Küche hält zwei Nahrungsmittel bereit, die speziell gegessen werden für die Gesunderhaltung und Verbesserung des Haars: Sesamsamen, besonders die schwarze Sorte, und Algen, hier besonders *Nori* und *Kombu*.

Japanischen Babys, die mit einem fedrigen Flaum aus feinem Haar auf ihrem Kopf geboren werden, der nach allen Richtungen absteht wie die kleinen weißen Samen von Pusteblumen, wird *Nori* zu essen gegeben, sobald sie auch nur ein bißchen kauen können. Man ist der Überzeugung, daß der mineralreiche Seetang ihnen zu starkem, schwarzem und schönem Haar verhelfen wird. Erstaunlicherweise hilft es immer – obgleich man wohl argwöhnen darf, daß hier die Vererbung eine nicht unerhebliche Rolle spielt. Sowohl Sesamsamen als auch Algen gehören zur täglichen Nahrung der Japaner, und sie werden auch als erstes genommen, wenn es um geschwächtes Haar geht, um ergrauendes, dünnes Haar oder um Haarausfall oder darum, diesem vorzubeugen.

Andere Nahrungsmittel, denen ebenfalls nachgesagt wird, daß sie gut für die Haare sind, sind: Krabben, Muscheln, Seegurken, Seeigel, Fischrogen, Makrelen, Sardinen; ferner alle Soyaprodukte wie Tofu, *Natto* und Miso; ebenso Lotuswurzel, Klettenwurzel, Möhren, Gurken, Äpfel und Perillablätter *(Shiso)*. Brauner Reis, Reiskleie, Azukibohnen und schwarze Soyabohnen sind genauso wichtig. Die chinesische Wolfsbeere (Wolfberry) wird als Medizin bei Haarausfall oder gegen Ergrauen gegessen.

Furikake ist eine Mischung aus Noriflocken, Fischrogen, getrockneten Sardinenstückchen und Sesamsamen, und es ist eine exzellente Methode, sich diese reichhaltigen japanischen Nährstoffe einzuverleiben, die so schönes Haar machen. Es gibt sehr viele verschiedene Arten in allen Geschäften, aber *Furikake* ist natürlich auch einfach ein Gewürzmittel, das man zu Hause auch noch nach eigenem Geschmack verändern kann. *Furikake* kann benutzt werden als Streuwürze für gekochte Körner, Reis, Salate, Gemüse, Suppen und Omeletts und schmeckt einfach umwerfend gut. Viele Tees und Suppen, die in dem Gesichtspflegekapitel vorgestellt wurden, ergeben ebenfalls einen guten Ausgangspunkt, um japanische Ernährungsbestandteile in unsere Essensgewohnheiten zu integrieren, nicht zuletzt wegen ihrer gesundheitlich erstaunlichen Wirkung.

Ich erinnere die Leserinnen daran, daß, wenn es um Gesicht und Haare gleichzeitig geht, die besten Resultate dann erzielt werden, wenn man die empfohlenen Tees oder Nahrungsmittel über eine längere Zeit hinweg in seinen Speiseplan aufnimmt (einige Monate). Wenn man zur selben Zeit schädliches, leeres Essen aus der täglichen Ernährung eliminiert, so werden sowohl Haut als auch Haare eine sichtbare Verbesserung bereits in wenigen Wochen zeigen.

Das Haarpflege-Ritual

Täglich oder weniger häufig anzuwenden

Morgens: Reinige dein Haar mit Shampoo wie angegeben und massiere den Haarboden. Spüle es aus (die letzte Spülung so lange wie möglich). Nehme als letzte Spülung einen Conditioner; falls dieser in besonderen Fällen ausgewaschen werden soll, spüle noch einmal, wieder so lange wie möglich, und laß die letzte Spülung eine Kaltwasserspülung sein. Trockne das Haar nun sehr vorsichtig mit einem Handtuch. Kämme das Haar, verwende dabei eine Öl-in-Wasser-Emulsion oder ein Kräutergel zum Schützen und fürs Styling. Nimm noch eine Tagesbehandlung falls nötig, und laß die Haare an der Luft trocknen oder, falls du einen Fön benutzt, stelle ihn auf die niedrigste Stufe ein und höre auf, wenn das Haar noch etwas feucht ist.

Abends: Wende eine Nachtbehandlung an, falls erwünscht.

Wöchentlich oder bei Bedarf

Morgens oder abends: Wenn du eine Packung machen willst, die vor dem Haarewaschen aufgetragen wird, massiere sie ins Haar und nimm ein heißes Bad, dann fahre fort mit dem Haarwaschritual wie oben beschrieben. Soll die Packung nach der Haarwäsche angewendet werden, wasche zuerst die Haare und spüle sie, massiere dann die Packung für die vorgeschriebene Zeit ein. Mache dann nach dem Spülen mit der üblichen Reihenfolge weiter. Die konditionierende Haarspülung kann dabei auch weggelassen werden.

Die in Kapitel 5 beschriebenen Tees können in die tägliche Schönheitsroutine fürs Haar eingebaut werden, je nach persönlichem Geschmack.

Haarkuren

Eine individuelle Haarkur kann aus den beschriebenen Rezepten ausgewählt werden, je nach Bedarf. Such dir eine Haarwäsche aus, einen Tee
oder eine Spülung zum Konditionieren, eine Packung für einen speziellen Zweck, die du gelegentlich anwenden möchtest, und, falls du es
wünschst, ein einfaches Öl für die tägliche oder nächtliche Anwendung
oder eine Spezialpackung für einen besonderen Zweck. Schließlich ver-
giß nicht, auch einen Tee für den inneren Bedarf an Schönheitspflege zu
wählen, um das Programm abzurunden. Suche diese Rezepte nach deinem Haartyp aus und entsprechend dem momentanen Zustand von
Haar und Kopfhaut. Das Haar unterliegt verschiedenen Bedingungen
wie Ernährung, Streß, den Jahreszeiten und natürlich deinem persönlichen Charaktertyp. Manche Bestandteile der Rezepte, z. B. Knoblauch
und Ingwer, können die Haut reizen, also wende sie mit der gebotenen
Vorsicht an. Nimm davon erst kleine Mengen und erhöhe diese mit der
Zeit, wenn es dein Haarboden verträgt. Falls eine Irritation auftreten
sollte, verwende diese Inhaltsstoffe nicht mehr. Die Kopfmassage ist ein
ganz wesentlicher Bestandteil der japanischen Art, mit Schönheit und
dem Haar umzugehen, und für eine wirkliche, richtige und erfolgreiche
Haarpflege gehört sie unbedingt ins Programm. Die folgenden Anregun-
gen sind Empfehlungen für einige häufige Haartypen und für spezielle
Zwecke.

Normales Haar

Reiskleieshampoo, Kamelienwasserspülung, Eigelb-Packung, Kame-
lientag- und Nachtöl, Kirschrinden-Tee.

Fettiges Haar

Haarshampoo aus violetten Algen, Spülung aus braunem Reis und Essig, Packung aus Honig, Zitrone und Reiswein, Sesamtag- und Nachtöl,
einfacher Daikonwurzeltee.

Trockenes Haar

Seetangshampoo, Soyabohnentee, Sesamölpackung, Kamelientag- und
Nachtöl, Algentee.

Geschädigtes, müdes Haar

Seetangshampoo, Soyabohnentee, Packung aus Knoblauch und Reiswein, Kamelienöl-Zitronen-Spülung, Tag- und Nachtpackung, Kirsch-
baumrindentee.

Fransiges, fliegendes oder schwer frisierbares Haar

Shampoo aus violetten Algen, Süßholzwurzelteespülung, Packung aus Braunzuckersirup, Kamelientag- und Nachtöl, Algentee.

Schuppen

Reiskleieshampoo, Spülung aus Süßholzwurzel, Packung aus Knoblauch und Reiswein *(Sake)*, Sesamtag- und Nachtöl, Tee aus süßem Ingwer und *Kuzu*.

Um wie die Japaner in Harmonie mit den natürlichen Jahreszeiten zu leben, benutze die folgenden Schönheitsprogramme:

Frühling

Shampoo aus Azukibohnen und Olivenöl, Kamelienwasserspülung, Packung aus Honig, Zitrone und Reiswein, Kamelientag- und Nachtöl, Kirschrindentee.

Sommer

Shampoo aus geschlagenem Eiweiß, Algenteespülung, Packung aus Eigelb, Tag- und Nachtbehandlung aus Kamelienöl und Zitrone, Algentee.

Herbst

Reiskleieshampoo, Soyabohnentee, Sesamölpackung mit Ingwer, Sesamtag- und Nachtöl, Süßer Ingwer-*Kuzu*-Tee.

Winter

Shampoo von zerkleinerten Kamelienbaumfrüchten, Soyabohnentee, Packung aus Braunzuckersirup, Sesamtag- und Nachtöl, Tee aus schwarzem Sesam und *Kuzu*.

Folgendes Rezept stellt eine sehr intensive Kurzzeitkur fürs Haar dar; die Behandlung soll ungefähr über drei Wochen angewendet werden.

Intensivschönheitskur

Shampoo aus violetten Algen, Algenteespülung, Packung aus Knoblauch und Reiswein, Tag- und Nachtbehandlung aus Sesamöl mit Ingwer, Algentee.

Der japanische Kamm

Der japanische Kamm geht auf jene Zeiten zurück, als die Göttinnen und Götter in Japan die Berge und Flüsse, die Täler und die heißen Quellen erschufen. Der Kamm einer Göttin konnte benutzt werden, um einen Wasserfall zu kreieren oder einen Hügel entstehen zu lassen; er war also ein recht nützliches Utensil bei der Weltschöpfung.

Es ist selbstverständlich, daß in einem Land, in dem das Haar einer Frau eine so große Rolle spielt, den Haarkämmen eine ebenso große Wertschätzung zukam. Das Haar lädt mittels der Fürsprache des Kammes zur Liebe ein.

Als einem magischen Symbol von Schönheit und Liebe gebührt dem Kamm die entsprechende Pflege und angemessener Respekt. Einen Kamm zu zerbrechen bedeutet ein böses Omen. Einen Kamm zu schenken, heißt, endgültigen Abschied zu nehmen, *sayonara* zu sagen. Eine Frau wird einen Kamm, den sie von ihrem Geliebten geschenkt bekommen hat, fortwerfen, wenn die Romanze zu Ende ist.

Abgesehen von der Symbolik der japanischen Kämme, sind sie an sich ein bemerkenswertes Schönheitsutensil. Traditionelle Weisheit meint, daß eine Bürste nie und nimmer für die Haare benutzt werden sollte, da sie diese brechen und splittern lassen wird. Der traditionelle Buchsbaumkamm, *tsuge no kushi,* wird mit dicken, engstehenden Zähnen gemacht, die an ihren Spitzen abgerundet sind. Der Kamm ist natürlich fürs Haarekämmen gedacht, gibt durch seine Form der Kopfhaut jedoch gleichzeitig eine stimulierende Kopfmassage, vorausgesetzt, man kämmt mit ihm die Haare ordnungsgemäß, indem man den Kamm direkt auf die Kopfhaut aufsetzt und nicht nur ins Haar schiebt. Man glaubt, daß diese tägliche Stimulation in Verbindung mit der dadurch bewirkten Kopfhautmassage sehr wirkungsvoll ist gegen Haarausfall und zur Verbesserung der Kopfhautdurchblutung, und daß als Folge davon die Haarfollikel reichlicher mit Nährstoffen versorgt werden. Dies wiederum bewirkt weiteres verbessertes Haarwachstum und verschönert auch die Haarfarbe, kräftigt den Haarton. Dies alles bedeutet Haare, die reiche Fülle aufweisen und einen natürlichen Glanz besitzen.

Ein hölzerner Kamm sollte nie mit Wasser und Seife gewaschen, sondern lediglich mit einer Bürste saubergebürstet und dann mit Kamelienöl geschützt werden (gelegentlich).

Öle zum Frisieren des Haars

Wirkung: Nährt, gibt Feuchtigkeit und Glanz.

Indikationen: Alle Haartypen. Anwendung sooft wie nötig.

Bestandteile: Öl aus Kamelienfrüchten oder Sesamöl oder Klettenwurzelöl oder Walnußöl.

Anwendung: Das Öl kann direkt aufs Haar aufgetragen werden zum Schutz und zum Frisieren, doch macht dieses Verfahren das Haar recht fettig. Das ist für viele Haartypen nicht wünschenswert, wenngleich es für manche Frisuren und Haartypen sehr gut ist. Deshalb ist es generell besser, einen oder zwei Tropfen des Öls in warmem Wasser aufzulösen und dann die Finger oder den Kamm damit zu befeuchten, durchs Haar zu ziehen und es zu frisieren.

Seit Jahrhunderten haben Frauen (und Männer) ihr Haar mit Ölen gezähmt, kultiviert und geformt.

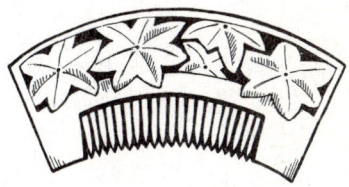

Einfaches Blumenessenzöl

*Die Bezeichnung Hana no
tsuyu (Blumentauöl) ist ein
Markenname für ein bemerkenswertes, parfümiertes, medizini-
sches Öl, das Mitte des 16. Jahrhunderts von einem Buckligen
namens Kizaemon entwickelt
wurde. Von dem Öl, das aromatische und heilende ätherische
Öle enthielt, sagte man, daß es
Pickel verschwinden und die
Haut erstrahlen lassen könne,
wenn es fürs Gesicht verwendet
würde. Da die Frauen das, was
ihrem Gesicht guttat, oft auch
bei den Haaren verwendeten,
wurde Hana no tsuyu auch als
Haaröl bekannt.*

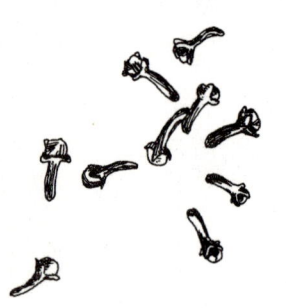

Wirkung: Heilt, reinigt und klärt.
Gibt Feuchtigkeit und Glanz.

Indikationen: Alle Haut- und Haartypen.
Anwendung sooft wie nötig.

Bestandteile: Geraspeltes Sandelholz, Nelken, Sesamöl.

Herstellung: Fülle eine Tropfflasche mit
dem Sandelholz und Nelken und gib dann
das Sesamöl hinzu. Verschließe das Gefäß
gut und laß es etwa zehn Tage stehen.
Schüttle gelegentlich. Die Mischung kann
zwischendurch gesiebt und mit neuen Ingredienzen versehen werden, um den Prozeß zu wiederholen und damit zu inten-
sivieren. Filtere die Flüssigkeit durch ein
Stück Seide und verschließe sie gut in einer
Flasche.

Anwendung: Trage das Öl auf Gesichts-
und Kopfhaut auf. Fürs Haar kann das Öl
so aufgetragen werden, wie es ist (mit dem
Ergebnis, daß das Haar etwas ölig wird),
oder man kann einen oder zwei Tropfen
von dem Öl in einem Gefäß mit warmem
Wasser auflösen, und dann den Kamm befeuchten und durch das Haar ziehen.

Teil III

Die Schönheit
des Körpers

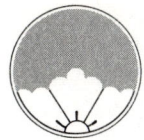

Die Schönheit des Körpers

Herz und Seele des japanischen Weges der Schönheit ist das Bad. Hier kommt alles zusammen: Die Rituale von Gesicht, Haar und Körperpflege; Reinigung; einfaches sinnliches Vergnügen; Erneuerung von Geist und Seele; mentale Entspannung und die Harmonie zwischen uns selbst und anderen. Die Zeremonie des heißen Bades ist für die Japaner ein täglicher Ritus, eine Rückkehr zu den Quellen, eine Zeit des genußvollen, langen Eintauchens ins heiße, heilende Wasser. Während des Bades gibt man sich friedfertig der geistig-irdischen Gnade hin, um diesem gereinigt wieder zu entsteigen.

Gesegnet mit einer Fülle heißen Wassers aus der Erde, ist Japan ein Land mit zwanzigtausend heißen Quellen; ein Land, in dem weiße Äffchen in dampfenden Bergquellen inmitten von fallendem Schnee sitzen; ein Land, in dem ganze Städtchen von diesem medizinischen, heißen Wasser existieren, das aus dem vulkanischen Boden herausblubbert, wo alle Arten von Krankheiten durch das Baden geheilt werden. Die zentrierenden, heilenden, verschönernden und beruhigenden Effekte des Badens sind allgemein geschätzt und anerkannt.

In Japan wurde das hochentwickelte Ritual des Badens wahrscheinlich zusammen mit dem alten Shinto-Glauben aus der Taufe gehoben, der das Heilige in der Natur anbetete und bei dem Reinigung oberstes Gebot ist. In das heiße Wasser einer Quelle hineinzutauchen war ein Akt religiöser Reinigung, gleichzeitig eine Gelegenheit, über die elementaren Kräfte der Natur nachzusinnen, wozu der kontemplative, meditative Zustand, in den ein heißes Bad versetzt, beitrug.

Nackt in einem heißen Mineralbad zu sitzen, inmitten von Dampfwolken, die aus dem Wasser aufsteigen, umgeben von großen glänzenden Felsbrocken, die bedeckt sind von hohen Kiefern, in der Stille des Schnees – dabei erfährt man eine Einheit mit der Natur, eine großartige einfache Harmonie mit den Elementen. Die wärmende Kameraderie zwischen den Badenden, die Impression von Zeitlosigkeit, das belebende Gefühl des Nichtstuns, das in den zusammenwirkenden Kräften von Wasser und Hitze entsteht – solch ein Bad erschafft für Körper, Geist und Seele eine tiefe und luxuriöse Entspannung.

Wer einmal in einer japanischen heißen Quelle gebadet hat, tief eingetaucht in einem Berg-Pool, zusammen mit Freunden oder inmitten der Familie, der versteht, warum es überall diese öffentlichen Bäder gibt und in fast jedem Haus inzwischen diese eigenartig tiefe, geräumige Badewanne, in der alle Familienmitglieder jeden Abend lange sitzen, zur Zeit des gemeinsamen Bades. Das japanische Baden ist eine Lektion, die von der Natur gelernt worden ist.

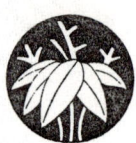

Das Bad

Ich habe mein erstes japanisches Bad in Kyoto genommen, in einem kleinen und wundervoll traditionellen Gasthof. Damals war ich zehn oder elf Jahre alt, und dieses Bad erschien mir wie aus einem Märchen oder aus einem Traum. Die quadratische hölzerne Badewanne war aus unbehandelter japanischer Zypresse gemacht, und sie war sehr groß und tief. Das heiße Wasser, das sie füllte, reichte genau bis zum Rand, und auf seiner dampfenden Oberfläche schwammen einige dünne Scheiben von *Yuzu,* japanischer Limone. Im Bad sitzend, konnte ich nach draußen gucken in den *Ryokan*-Garten (*Ryokan* ist ein traditionelles, schönes altes japanisches Gasthaus, A. d. Ü.): grüne Moose, nasse graue Felsen, ein blühender Baum. Diese Gartenlandschaft war friedvoll, elegant, sowohl einfach als auch luxuriös. Die Farben waren gedämpft, das Licht war das natürlich weiche Licht, wie es auch draußen im Garten herrschte, und die einzigen Laute waren die des Wassers. Die Oberflächen waren aus feuchtglänzendem Stein und aus Fliesen, zusammen mit hellem Holz und Schöpfkellen, Eimern, Hockern und dem Fußboden aus Bambus. Das Bad war reines Vergnügen und ein hoher Genuß.

Das abendliche Bad ist ein tägliches Ritual in Japan. Jedes Haus ist mit einem Baderaum ausgestattet, der groß genug ist, daß man sich vor dem Einstieg ins Bad selbst erst einmal – der Sitte gemäß – abbürsten kann, und in dem viele nötige Dinge wie Sitzgelegenheiten und Schüsseln, Schwämme und Wasserkannen Platz haben, und schließlich mit einer Dusche für die Hand oder einem Wasserhahn für fließendes Wasser. Die Badewanne wird erst benutzt, nachdem man sich gründlich gewaschen und abgespült hat.

Das Badewasser kann klares, heißes Wasser sein, es gibt aber in Japan auch eine lange Tradition der natürlichen Badezusätze für medizinische, verschönernde, aromatisierende, körperwärmende, belebende, reinigende, symbolische oder auch magische Zwecke. Das Bad kann beispielsweise Blumen wie Iris, Rose, Chrysanthemen enthalten; Blätter von Daikon, Möhren, Kirschen, Pfirsich; Früchte wie Zitrone oder Limone, Mandarine, Orange; Wurzeln des Lotus, Ingwer, Iris; Reisprodukte wie *Sake,* Essig, Reiskleie; und verschiedene Algenarten. Während die Puristen die natürlichen Substanzen vorziehen und aus diesem Grund die Blätter, Wurzeln und Blumen selbst sammeln, um sie zu trocknen und dann später zum Baden zu verwenden, bieten japanische Firmen Badekräuter und -salze an, die die traditionell gebräuchlichen Stoffe enthalten.

Man badet, um sich zu säubern, aber auch, um Körper und Geist zu beruhigen und zu entspannen, sich zu erneuern, Spannungen zu lösen, zu träumen, während das ganze Sein erneuert und belebt wird. Das Bad zu Hause, allein genommen, ist eine Zeit, sich zu zentrieren, eine Zeit der Ruhe, dafür, ein Gefühl für das Sich-gut-Fühlen zu bekommen. Das Bad ist ein vergnüglicher und sinnlicher Weg, einen Zustand tiefer mentaler Entspannung zu erreichen. Wird das Bad zusammen mit Freunden und der Familie genommen, so ist es eine Zeit für Gespräche, für Konversation, ein Teilen von Wärme und Freude, von Rückenschrubben, einfach für das Zusammensein.

Um für guten Kreislauf zu sorgen, die Entgiftung anzuregen, um Austrocknen zu verhindern und Schwindelgefühle zu vermeiden, was bei längerem Aufenthalt in warmem Wasser aufkommen mag, ist zuvor ein Tee aus Soyasauce und Ingwer zubereitet worden, der getrunken werden kann. Dieser Tee setzt sich zusammen aus einem Teelöffel frisch geraspelter und dann ausgepreßter Ingwerwurzel und der doppelten Menge Soyasauce; dazu kommt ein wenig *Bancha*-Tee. Wer mag, kann noch eine zerdrückte *Umeboshi* dazugeben – obwohl das den Geschmack etwas sauer macht, regt es Durchblutung und Entgiftung spürbar an. Einfaches Wasser oder Saft, getrunken vor dem Bad, hilft gegen das Austrocknen.

Salz im Badewasser hilft gegen Schwindel und extreme Ermüdung, die manchmal beim heißen Baden auftritt; dies ist speziell nützlich für jemanden, der eine Krankheit hinter sich hat, oder für Ältere (obgleich solche Personen generell hohe Temperaturen meiden sollten).

Die beste Badezeit ist die mit leerem Magen, doch soll man auch nicht extrem hungrig sein. So warte mehrere Stunden nach dem Essen oder bade vorher.

Wenn das Bad morgens genommen wird, sollte es tonisierend wirken, damit die Entgiftung angeregt und der Organismus stimuliert wird. Die Temperatur für solch ein tonisierendes, belebendes Bad soll ungefähr 36 Grad Celsius betragen. Die Dauer beträgt zehn Minuten. Das tonisierende Bad beseitigt Müdigkeit, egal um welche Zeit es genommen wird.

Ein Abendbad von fünfzehn oder zwanzig Minuten bei einer Temperatur von 39 Grad Celsius ist generell ein entspannendes Bad, obwohl manche Leute eine höhere Temperatur bevorzugen. Dieses Bad wird zur Entspannung beitragen, mentale Müdigkeit verscheuchen und Streß abbauen und einen tiefen Schlaf bescheren.

Das Bad von 40–42 Grad Celsius ist ideal gegen Muskelschmerzen und Muskelkater sowie nach physischer Überarbeitung. Dieses Bad soll nur für kurze Zeit genommen werden. Oft ist zu hören, daß zu heißes Baden die Haut austrocknet und Falten macht. Neuere Ansichten behaupten das Gegenteil. Wenn wir die generelle Kondition der Japaner betrachten, was ihre Haut betrifft, so ist sie bemerkenswert geschmeidig und straff, es gibt keine Falten oder Hautsäcke und auch keine Cellulitis, und so stimme ich mit diesen neuen Ansichten übers Baden überein. Selbstverständlich sollten sehr junge, sehr alte Personen und alle Rekonvaleszenten oder solche mit hohem Blutdruck, schlechter Durchblutung und mit Herzbeschwerden weniger hohe Temperaturen bevorzugen. Eine nach dem heißen Bad genommene Dusche mit kaltem Wasser wird die Haut tonisieren und die Widerstandsfähigkeit gegen Erkältung und Infektionen erhöhen.

In der japanischen Badetradition ist dieser Schritt, obwohl nicht von allen in gleicher Weise geliebt, als eine der besten Methoden empfohlen, den Körper zu stärken.

Nach dem entgiftenden Bad ist es gut, sich für die gleiche Zeit, die das Bad gedauert hat, schön warm eingewickelt hinzulegen. Diese Ruhezeit wird abgeschlossen durch eine Warmwasserbürstung, eine kühle Dusche sowie die Anwendung eines Körperöls, einer Creme oder eines pflanzlichen Körperwassers.

Normalerweise macht so ein heißes Bad durstig, und es ist wichtig, die Körperflüssigkeit wieder aufzufüllen, indem wir nach dem Bad Wasser trinken.

Für diejenigen, die an lange, heiße Bäder nicht gewöhnt sind, sollten diese Regeln ein Muß sein: Bevor du ins Bad einsteigst, begieße den Körper mehrmals mit Wasser aus dem Bad. Fünf Minuten solchen Begießens oder auch Duschens ermöglichen es dem Körper, sich an das heiße Wasser zu gewöhnen. Erwarte nicht, diese Toleranz über Nacht zu entwickeln. Die beste Art des Trainings ist es, sich über eine gewisse Zeitspanne hinweg zu erlauben, langsam zu dieser Akzeptanz hoher Temperaturen zu kommen. Das gleiche gilt für die Badedauer. Auch ist es keine gute Idee, aus einem heißen Bad plötzlich aufzustehen – man kann schwindlig werden oder gar ohnmächtig.

Natürlich kann eine japanische Badestimmung nur in einem Raum mit all den Einrichtungen, die zuvor genannt wurden, entstehen. Doch kann man auch in einem normalen, westlichen Bad zumindest ein wenig dafür sorgen. Man kann sich zum Beispiel zuerst duschen und abseifen, dann sich selbst und die Wanne sorgfältig abspülen und reinigen, und dann erst das eigentliche Bad einlaufen lassen. Der Raum sollte zuvor ordentlich geheizt werden, um ein Auskühlen des Körpers zu verhindern.

Gedämpftes Licht, ein kleines Blumenarrangement oder Kiefernduft in der Aromalampe, vielleicht das leise Klimpern einer *Koto* oder entsprechende Musik im Hintergrund können helfen, diese japanische Leichtigkeit des Baderituals zu erlangen.

Die richtigen Schritte zum japanischen Bad

❋ Bereite das Bad, indem du es mit heißem Wasser füllst und die Ingredienzen entweder direkt oder in ein Tuch eingebunden dazugibst. (Eine gute Methode ist es, den Beutel an den Wasserhahn anzubinden, das Bad anfangs mit heißem Wasser zu füllen und nach zehn oder fünfzehn Minuten kühleres Wasser nachzulassen, bis die richtige Temperatur erreicht ist).

❋ Trink Wasser, Saft oder Tee.

❋ Wasche und schrubbe den Körper sorgfältig (benutze dabei eine Dusche oder einen Wasserhahn außerhalb der Wanne).

❋ Gut spülen.

❋ Trage jetzt Packungen auf Haar und Gesicht auf, falls du das vorhast.

❋ Steig in die Wanne. Entspanne. Genieße und laß den Geist aufsteigen.

❋ Falls du es wünschst, kannst du dich ein zweites und sogar ein drittes Mal abschrubben und in der (neugefüllten) Wanne weichen lassen.

❋ Nach dem Abschlußschrubben und dem endgültigen Abspülen dusche dich mit kühlem oder kaltem Wasser.

❋ Trockne dich ab und benutze ein Körperöl, eine Creme oder ein Körperwasser.

Reiskleiebad

Wirkung: Reinigt, nährt, stimuliert die Durchblutung, heilt, macht zart, gibt Feuchtigkeit und beruhigt bei Sonnenbrand, Entzündungen und Irritationen sonstiger Art.

Indikationen: Alle Hauttypen. Anwendung sooft wie erwünscht.

Bestandteile: 1 1/2 kg frische Reiskleie, Wasser.

Herstellung: Gib die Kleie in einen Musselinbeutel, binde ihn gut zu und lege ihn dann in einen Topf (kein Metall), fülle mit der fünffachen Menge Wasser auf. Koche dies fünf Minuten, zuerst das Wasser, und gib dann den Kleiebeutel hinzu, laß es ein wenig stehen und schütte die Flüssigkeit in die vorbereitete Badewanne.

Anwendung: Bade zwanzig bis dreißig Minuten. Nicht abspülen.

Dies ist das Bad der Bäder der japanischen Tradition. Unzählige von verschiedenen Arten, das Reiskleiebad zu nehmen, hat es seit Jahrhunderten in diesem Land der Kenner von Badefreuden gegeben. Es ist ganz einfach, vielleicht das perfekte Bad. Es reinigt gründlich, heilt, nährt, gibt Feuchtigkeit und macht schön. Es hat alles und gibt alles, was man sich von einem Bad wünschen kann, und noch mehr.

Frühlings-Rosenblätterbad

Süßer Rosenduft parfümiert dieses sanft heilende Bad. Es beruhigt und macht die Haut weich, so weich wie Samt, so weich wie das Rosenblatt selbst. Das Rosenbad ist ein romantisches Bad für einen kühlen Abend in der Frühlingszeit.

Wirkung: Lindert, heilt, macht weich, parfümiert und desodoriert, beruhigt und wirkt adstringierend.

Indikationen: Alle Hauttypen.
Empfohlen für irritierte, empfindliche und trockene Haut.
Anwendung sooft wie gewünscht.

Bestandteile: Frischgepflückte Rosenblätter.

Herstellung: Streue ein paar Handvoll Rosenblätter in ein warmes Bad.

Anwendung: Steig in die Wanne.

Reisessigbad

Wirkung: Neutralisiert Milchsäure, klärt, erfrischt, beseitigt Müdigkeit und lockert schmerzende und steife Muskeln, hellt die Haut auf und regt die Blutzirkulation an.

Indikationen: Alle Hauttypen.
Anwendung sooft wie gewünscht.

Bestandteile: 2 Tassen (480 ml) Essig aus braunem Reis.

Herstellung: Schütte den Essig ins warme Badewasser.

Anwendung: Bade fünfzehn bis zwanzig Minuten, abspülen ist nicht nötig.

Dieses Sommerbad wird genommen wegen seines Reichtums an Aminosäuren und seiner Fähigkeit, die Milchsäureanreicherung in den Muskeln nach dem Sport oder nach anstrengender Arbeit zu vermindern und damit den Schmerz. Die Haut wird geklärt, tonisiert und weich gemacht durch dieses erfrischende, süßlich-saure Bad.

Ginsengwurzelbad

*Ginseng ist wie viele, innerlich
angewendete Heilmittel auch
äußerlich anzuwenden. Wenn
Ginseng ins Bad gegeben wird,
sagt man von ihm, daß er die
Haut tonisiere und sie verfeine-
re, und das gibt eine wahrhaft
samtig-weiche Seidenhaut.*

Wirkung: Tonisiert, glättet und macht weich, verfeinert.

Indikationen: Alle Hauttypen.
Empfohlen für rauhe oder trockene Haut.
Anwendung sooft wie gewünscht.

Bestandteile:
Mehrere Stückchen Ginsengwurzel.
4 1/4 Tassen (1 Liter) reines Quellwasser.

Herstellung: Bringe den Ginseng und das kalte Wasser in einem Gefäß (kein Metall) zum Kochen, stelle dann auf kleine Hitze und siede es, bis sich die Menge auf 25 Prozent der ursprünglichen Menge verringert hat. Laß auf Raumtemperatur abkühlen (zugedeckt).
Gieße dieses Wasser ins heiße Bad.

Anwendung: Bade zwanzig bis dreißig Minuten.

Ingwerbad

Wirkung: Stimuliert, entgiftet, lindert Muskelschmerz, regt zum Schwitzen an, entspannt, wärmt und lindert generell.

Indikationen: Nicht empfohlen für empfindliche Haut.
Bade wöchentlich (häufiges Baden kann gegenteilige Wirkung haben).

Bestandteile: 2 oder 3 große Ingwerwurzeln.

Herstellung: Raspe den Ingwer, drücke ihn in einem Tuch aus, um den Saft zu gewinnen, und gieße den Saft in ein heißes Bad.

Anwendung: Bleibe lange genug in der Wanne, solange, bis du richtig zu schwitzen beginnst. Spüle dich ab.
(Etwaige Irritationen oder Brennen auf der Haut zeigen an, daß weniger Ingwer benutzt werden sollte. Falls die Hautreizungen stark sind, sollte nicht mehr mit Ingwer gebadet werden.)

Die Kräfte der scharfen Ingwerwurzeln sind vielfältig: In einem Bad wirken sie stimulierend, belebend, wärmend, entspannend, heilend, reinigend, lindernd und verschönernd. Sie helfen auch, eine Erkältung zu heilen oder ihr vorzubeugen. Ein Ingwerbad wirkt rissiger Haut entgegen, ist gut gegen Frostbeulen, gegen Müdigkeit und überanstrengte oder steife Muskeln, und es kann einen sogar frohen Herzens werden lassen, so sagt man wenigstens.

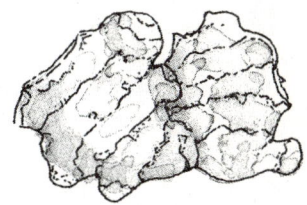

Winterbad mit Knoblauch

*Die meisten meiner japanischen
Freundinnen halten ein Knoblauchbad für eine ziemlich
exzentrische Angelegenheit, ja,
sie finden es sogar pervers. Wer
steckt denn auch absichtlich seinen delikaten femininen Körper
in eine Wanne voller Knoblauch-
wasser? Doch ist das Knoblauchbad ein seit langem bekanntes,
traditionelles Bad mit einer
außerordentlichen Kraft als
Gesundheits- und Schönheits-
tonicum.
Heutzutage kann man in Japan
geruchloses Knoblauchbadesalz
in Pulverform kaufen, doch
sagen die Puristen wiederum,
daß nichts über ein richtiges
Knoblauchbad aus der richtigen
Knoblauchzehe gehe. Ähnlich
wie die anderen Rezepte, die
Knoblauch enthalten, hat das
Knoblauchbad einen fast magischen Ruf als stärkendes, entgif-
tendes und schützendes/vorbeu-
gendes Bad. Es ist wirksam bei
Neuralgie, Lumbago, Rheumatismus, steifen Muskeln, Insomnia
und Schwäche, ebenso hilft es
gegen Verletzungen und Quet-
schungen, Entzündungen, Ekze-
me und Frostbeulen, Verstopfung,
Menstruationsprobleme, niedrigen Blutdruck und Erkältung.*

Wirkung: Wärmt, regt die Durchblutung an, verbessert den Metabolismus, entspannt, verhilft zu gutem Schlaf und lindert Schmerzen.

Indikation: Nicht empfohlen bei empfindlicher Haut.
Anwendung sooft wie gewünscht.

Bestandteile: Zehen von frischem Knoblauch.

Herstellung: Schäle die Knoblauchzehen und werfe so viele wie du möchtest ins Badewasser.

Anwendung: Steig in die Wanne. Dieses Bad ist sehr gut gegen Insomnia (Schlaflosigkeit); da es wärmend und tief entspannend wirkt, ist es das perfekte Bad für eine kalte Winternacht, direkt vor dem Schlafengehen.

Fenchelbad

Wirkung: Wärmt, regt an, lindert und beruhigt.

Indikationen: Alle Hauttypen.
Sooft wie erwünscht anzuwenden.

Bestandteile: Schneide einige frische Fenchelstiele in kleine Stücke, stecke sie in ein viereckiges Stückchen Gazetuch und binde alles gut zu. Lege dies in ein heißes Bad.

Anwendung: Steig in die Wanne.

Nimm ein süßduftendes Fenchelbad, es macht deine Haut schöner, glatter, weicher, reiner, entspannter, sauberer, ruhiger. Es erfrischt und regt auch an. Ebenso wärmt es.

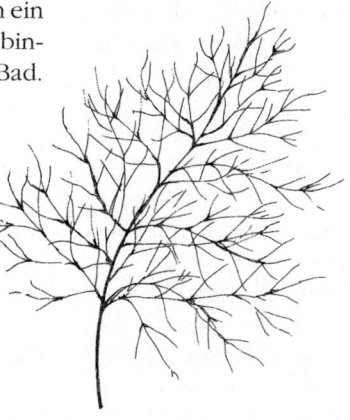

Neujahrsbad mit Kiefernnadeln

Japanische Märchen sind voll von verzauberten Kiefern, Kiefernbaumprinzessinnen und -prinzen, sprechenden Kiefernbäumen und Geistern, die aus diesem Baum hervorkommen. Sogar die ordinären Kiefern, die alten, hohen Kiefern in den Bergwäldern Japans, die gebeugten, verkrüppelten, tanzenden Kiefern auf den Inseln bei Matsushima, die sorgfältig geschnittenen Kiefern, die zu jedem Gärtchen gehören – sogar sie scheinen von einer magisch lebendigen Atmosphäre umgeben zu sein. Vielleicht kommt das daher, daß diese Bäume von der gesamten Nation geliebt werden. Ein geisterneuerndes Bad in immergrünen Kiefernnadeln ist glückverheißend für das Neue Jahr.

Wirkung: Entgiftet, regt den Blutkreislauf an, belebt; lindert Steifheit der Glieder, Schmerzen, Neuralgien und Rheumatismus; erfrischt, tonisiert.

Indikationen: Alle Hauttypen. Anwendung sooft wie nötig.

Bestandteile: Frische Kiefernnadeln.

Herstellung: Die Kiefernnadeln können frisch oder auch getrocknet verwendet werden. Um sie zu trocknen, lege die Zweige etwa eine Woche an einen schattigen Platz, dann verstaue sie in Papier gewickelt an einem trockenen, kühlen Ort. Lege frische oder getrocknete Kiefernnadeln in ein Tuch und binde es zu. Laß es im Badewasser schwimmen.

Anwendung: Setz dich für eine halbe Stunde der tiefen Entspannung und Regeneration in die Wanne.

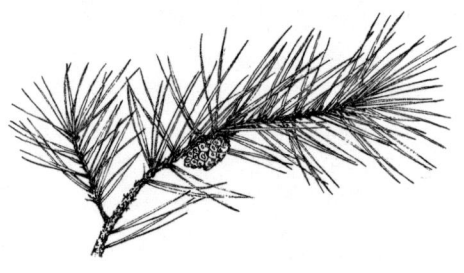

Schwertlilienbad, den japanischen Knaben zu Ehren

Wirkung: Verbessert den Blutkreislauf, wärmt, beugt Erkältungen vor und stärkt.

Indikationen: Alle Hauttypen. Anwendung sooft wie gewünscht.

Bestandteile: Frische Blätter von der Schwertlilie (eine Pflanze, die der Iris sehr ähnlich ist).

Herstellung: Binde ein großes Bündel Schwertlilienblätter mit einem Band zusammen. (Die Wurzeln sind ebenfalls wirksam und sollten nicht abgeschnitten werden; von Schmutz befreien und abspülen). Lege dies Blätterbündel ins heiße Badewasser.

Anwendung: Entspanne und laß dich ins duftende Wasser sinken, während es seine Magie entfaltet. Nicht abspülen.

Die schwertähnlichen Blätter der süßduftenden Heilpflanze werden in ganz Japan am Tag der Jungen, am 5. Mai, ins Bad gelegt. Diese Pflanze wirkt seit Jahrhunderten als Schutz gegen Böses; beim Baden hilft sie, Körper und Geist zu reinigen, sie gibt allen anhaltende Gesundheit und Stärke, speziell aber den Knaben, die an diesem Tag geehrt werden.
Schwertlilienwasser oder Shobuyu hilft Hautinfektionen zu heilen, ist gut gegen Verstauchung, eliminiert Müdigkeit, beugt Übelkeit vor und verbessert im allgemeinen die Gesundheit und macht die Haut geschmeidig und weich. Obgleich es ein Muß für den Knabentag ist, kann das Schwertlilienbad jederzeit, sobald die lavendelfarbene Shobu in Blüte steht, genommen werden.

Chrysanthemenbad

Die im Oktober blühende edle Chrysantheme ist die Blume, die für langes Leben und Jugend steht. Die japanische Chrysantheme wird mit einem eigenen Fest geehrt, sie wird in den Hausgärten in exquisiter Pflege kultiviert, sie wird als delikater Schmuck bei Mahlzeiten benutzt, und sie wird medizinisch genutzt, um Keime zu zerstören. Sie wird ebenso für wert befunden, Abendbäder zu verzieren, wo sie nicht nur gern gesehen ist, sondern auch, wenn wir der Legende glauben sollen, um die Krankheit des Alterns fernzuhalten. Die gelbe Chrysantheme ergibt ein heilendes, wärmendes und jugendspendendes Bad für frühe Herbstabende.

Wirkung: Wärmt, verjüngt, heilt Schnittwunden und Kratzer, zerstört Bakterien, tonisiert die Haut, läßt Narben verschwinden.

Indikationen: Alle Hauttypen. Anwendung sooft wie gewünscht.

Bestandteile: Eßbare gelbe Chrysanthemen.

Herstellung: Werfe die Blüten ins heiße Bad.

Anwendung: Setz dich in die Wanne. Nicht abspülen.

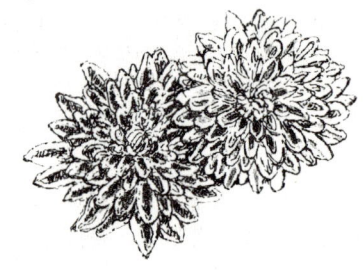

Stimulierendes Senfbad

Wirkung: Stimuliert, lindert Muskelschmerzen.

Indikationen: Nicht empfohlen für empfindliche oder irritierte Haut.
Anwendung wöchentlich oder sooft wie gewünscht.

Bestandteile: 115 g Senfpulver.

Herstellung: Mische das Pulver mit etwas kaltem Wasser und schütte es dann in ein warmes Bad.

Anwendung: Bade darin zehn oder fünfzehn Minuten, dann spüle dich ab. Wenn du irgendwelche Irritation auf der Haut spürst, beende das Bad sofort; gut abspülen. Nicht für Kinder geeignet.

Dies ist ein heißes Bad, im wahrsten Sinne des Wortes. Ein Senfbad ist wärmend und stimulierend, es soll die Blutzirkulation anregen, den Metabolismus anregen, Muskelschmerzen und anderen Schmerz lindern und sogar als Aphrodisiakum wirkungsvoll sein. Das Bad wirkt ebenfalls gegen Müdigkeit, Erschöpfung, Erkältungen und Mutlosigkeit.

Sakebad – »Haut wie ein glänzendes Juwel«

Das Reisweinbad ist dreitausend Jahre alt. Obwohl es auch heilende Eigenschaften besitzt – Entgiftung, Anregung der Durchblutung und Entspannung von schmerzenden Muskeln –, so ist sein Ruf bereits Legende, daß es als Schönheitsmittel unübertroffen sei. Die Haut wird so weich und zart beim Sakebad, daß der für diesen Zweck verkaufte Sake zum Baden Tama no hada-Sake genannt wird: Haut wie ein glänzendes Juwel. Man kann für ein Sakebad jeden beliebigen Reiswein nehmen.

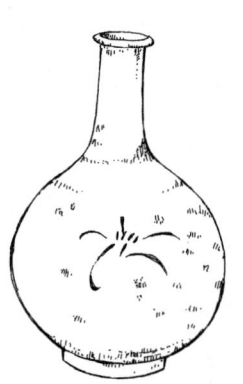

Wirkung: Regeneriert, entspannt schmerzende und müde Muskeln, belebt, entgiftet, macht die Haut geschmeidig, regt die Durchblutung an, wärmt und ist transpirationsfördernd.

Indikationen: Alle Hauttypen.
Anwendung wöchentlich.

Bestandteile: Etwa 2 Liter Reiswein.

Herstellung: Fülle die Badewanne mit heißem Wasser; wenn sie gefüllt ist und du bereit bist hineinzusteigen, gib den Sake hinzu.

Anwendung: Das Sakebad sollte mindestens dreißig Minuten dauern. Obgleich der Körper vor dem Baden sorgfältig gewaschen und geschrubbt wird, ist das Reisweinbad so effektiv, daß am Ende des Bades das Wasser sichtbar schmutzig sein wird.

Mandarinenbad

Wirkung: Regt den Kreislauf an, beruhigt die Haut, nährt, gibt Feuchtigkeit und einen angenehmen Duft.

Indikationen: Alle Hauttypen. Empfohlen für schwachen Kreislauf, rissige Haut. Anwendung sooft wie erwünscht.

Bestandteile: Mandarinenschalen oder die ganzen Früchte.

Herstellung: Lege die Schalen an einen schattigen Ort zum Trocknen. Wenn sie richtig trocken sind, nach etwa einer Woche oder zehn Tagen, verstaue sie feuchtigkeitsfrei in einem gutverschlossenen Behälter. Die Schalen können sehr lange aufgehoben werden.
Fürs Baden brich die Schalen in kleine Stücke und lege sie dann in ein Gazetuch, das gut mit einem Band zugebunden ist.

Anwendung: Lege den Beutel oder vier oder fünf ganze Mandarinen in ein heißes Bad, dann steig hinein.

Die süßen Mandarinen, die es im Winter gibt, schenken ein wärmendes Bad, das die Japaner sehr gerne nehmen. Entweder werden getrocknete Schalen oder die ganzen Früchte, die wie mystische orangefarbene Kugeln im heißen Wasser schwimmen, verwendet. Das Bad ist aromatisch und beruhigt den Geist.

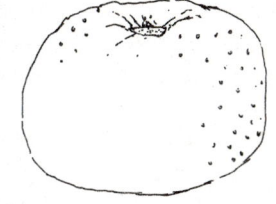

Dezember-Zitronenbad

Die Yuzu oder Zitrone/Limone besitzt einen entzückenden, femininen Duft. Als ich ihr Aroma das erste Mal roch, hatte ich die geheimnisvolle Empfindung, etwas vollkommen Überraschendem, Unbekanntem und doch gleichzeitig unerklärlich Nahem zu begegnen. Limonen könnte man verwechseln mit der sauren gelben Zitrone, bis auf ihren unvergleichlichen Duft. Die japanische Tradition berichtet, daß ein Yuzu-yu-Bad, das während der Wintersonnenwende genommen wird, den ganzen Winter hindurch vor Erkältungen schützt. Aromatherapeuten meinen, daß die Yuzu optimistisch macht.

Wirkung: Wärmt, verbessert den Kreislauf, gibt Feuchtigkeit, beseitigt Schmerzen und Spannungen, Neuralgie und Hexenschuß.

Indikationen: Alle Hauttypen.
Empfohlen für rissige Haut, schwache Durchblutung, Spannungen.
Anwendung sooft wie erwünscht.

Bestandteile: Zitronenschalen oder ganze, frische Früchte (es können statt der Limonen auch Zitronen genommen werden).

Herstellung: Trockne die Schalen wie beim Mandarinenbad.
Falls die ganze Frucht benutzt wird, kann sie zerteilt werden.

Anwendung: Gib den Beutel mit den Schalen, einige ganze Früchte oder Scheiben in das heiße Bad, dann steig hinein.

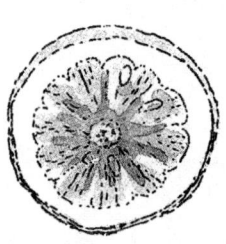

Heißes Ozeanbad

Wirkung: Entspannt, tonisiert und erfrischt die Haut, belebt und macht geschmeidig.

Indikationen: Alle Hauttypen.
Empfohlen für ältere und schlaffe Haut. Bade sooft wie gewünscht.

Bestandteile: Knapp 1 kg grobes Meersalz.

Herstellung: Streue das Salz in das Badewasser bei einer niedrigen Temperatur, etwa 36 Grad Celsius. Pulverisierte Algen können bei Bedarf beigemischt werden.

Anwendung: Bade fünfzehn Minuten, laß bei Bedarf heißes Wasser nachlaufen. Spüle dich danach ab.

In diesem vulkanisch aktiven Land, das sich in unangenehmer Nähe zu dem Feuerring befindet, der verschiedene heiße Orte im Pazifik verbindet, ist der Ozean nichtsdestotrotz beruhigend kalt. Hier gibt es Quellen, die salzig und sehr heiß sind, und vielleicht gleicht dieses Bad solchen salzigen Quellen mehr als dem Japanischen Meer. Doch ist es Meersalz, aus dem dieses Bad gemacht ist, und es bringt all die Reichhaltigkeit des Meerwassers mit.

Die japanische Badewanne

Die traditionelle japanische Badewanne heißt *Hinokiburo*. Sie ist aus duftendem japanischen Zypressenholz gearbeitet. Ihre Farbe gleicht hellem Blond, sie fühlt sich weich und glatt an, und die wundervolle Körnung und die Textur kommen unverfälscht zur Geltung, da das Holz unbehandelt ist. Es wird mit Sand poliert, bis es einen feinen Schimmer wie Satin bekommen hat. Das Holz der Zypresse, *Hinoki,* eignet sich perfekt als Badewannenholz, mit seiner hohen Widerstandsfähigkeit gegen Feuchtigkeit, seiner Fähigkeit, Gerüche zu eliminieren, und mit seinen antibakteriellen Eigenschaften. Weiter wird diesem Holz nachgesagt, daß es wegen seines natürlichen Ölgehaltes nicht so leicht brennbar ist. Ebenso wohnt diesem Holz ein freundlicher Geist inne, der sich durch die besondere Beschaffenheit seiner Substanz auch den Badenden vermittelt. Dasselbe dauerhafte Holz wird für die Verkaufsregale in den *Sushi*-Läden benützt. Die sterilisierenden Eigenschaften dieses Holzes und seine Konsistenz – die extrem scharfen Fischmesser können dieses Holz nicht angreifen – machen es unentbehrlich. Der Extrakt aus dem *Hinoki*-Baum ist ein fundamentaler Bestandteil vieler japanischer Hautpflege- und Kosmetikprodukte; es wird sogar eine frischduftende, milde Zahnpasta daraus hergestellt.

Das Fußbad

Das Fußbad ist ein Heilbad, ein Volksmittel, das allen japanischen Großmüttern bekannt ist. Es wird angewendet bei Schlaflosigkeit, Erkältung, schwacher Durchblutung oder einfach bei winterlichen Verkühlungen, von denen es die verschiedensten gibt. Eine einfache Art der Anwendung ist es, einen Eimer heißes Wasser über die Füße zu gießen, nachdem man aus dem Bad ausgestiegen ist. Dies Wasser sollte heißer als das Badewasser sein.

Das Salzwasserfußbad ist eine andere Methode: Etwas Meersalz wird zusammen mit sehr heißem Wasser in eine Fußbadeschüssel gegeben. Dorthinein werden für etwa zehn Minuten die Füße gestellt, während man bequem in einem Sessel sitzt. Das Wasser sollte so heiß wie möglich sein, wobei ab und zu neues heißes Wasser dazugeschüttet wird.

Die weitere Möglichkeit des Fußbades erfordert zwei Gefäße, eines ist gefüllt mit heißem Wasser (das, wie oben beschrieben, heiß gehalten wird), und das andere ist mit kaltem Wasser gefüllt. Wiederum in einem Sessel sitzend, werden die Füße dreißig bis sechzig Sekunden im heißen Wasser gehalten, danach ebensolange im kalten. Dieses Ritual des Wechsels wird etwa fünfzehn Minuten lang wiederholt, bis die Füße sich durch und durch warm anfühlen. (Bei Erkältung trinke während des Fußbadens eine Tasse *Bancha*-Tee mit einer *Umeboshi* darin.)

Jedes dieser Fußbäder soll kurz vor dem Schlafengehen durchgeführt werden. Für zusätzliche Stimulation und Erwärmung ist das Senfbad, das Chrysanthemenbad oder das Ingwerbad (mit der, entsprechend der geringeren Wassermenge, kleineren Ingredienzenmenge) bestens geeignet.

Das Hüftbad

Eine andere Art von Teilbad, im Westen als Sitzbad bekannt, ist das Hüftbad, das in Japan als stimulierendes, wärmendes und heilendes Bad beliebt ist, besonders bei Frauen. Das Bad wird zubereitet, indem ein Waschzuber soweit mit Wasser (recht heiß) gefüllt wird, daß nur das Gesäß, die Hüften und die Taille vom Wasser bedeckt sind. Der restliche Körper sollte in eine Decke gehüllt werden. Das Bad soll etwa dreißig Minuten dauern, und heißes Wasser wird ab und zu nachgefüllt. Das Hüftbad wird öfter verordnet, um die Konstitution zu stärken und auszubalancieren, die Geschlechts- und Ausscheidungsorgane in ihrer Funktionsfähigkeit zu verbessern, und um das Interesse der Frauen an der Sexualität zu wecken. In Japan sagt man, daß ein Hüftbad eine kraftvolle Methode zur Tonisierung und zur Heilung des ganzen Systems ist. Um die heilende Wirkung zu steigern, kann das Ingwerbad als Hüftbad angewendet werden.

Tonisierendes Algenbad

Das nach Ozean duftende Algenbad ist die höchste Badefreude; sie vitalisiert kräftig. Reich an Vitaminen und Mineralien, ist die Alge sowohl heilend als auch schönheitsspendend. Um dieses Bad richtig zu genießen, das heißt, um die größtmögliche Entgiftung zu erreichen und um den aktiven Substanzen der Algen wirklich zu ermöglichen, in den Körper zu gelangen, um die Blutzirkulation ebenfalls kräftig anzuregen, auch den Kreislauf und die anderen Körperfunktionen, ist es unbedingt nötig, sich nach dem Bad warm zugedeckt hinzulegen, und zwar genauso lange, wie das Bad gedauert hat.

Wirkung: Regeneriert, reinigt tief, tonisiert, stimuliert die Zellaktivität und Blutzirkulation.

Indikationen: Alle Hauttypen.
Empfohlen gegen Erschöpfung, Streß, schlaffe Haut. Anwendung wöchentlich.

Bestandteile: Jede Art eßbarer Algen: *Kombu, Wakame, Funori,* in Blatt- oder Pulverform.

Herstellung: Getrocknete Algen müssen vor dem Gebrauch etwa zwanzig Minuten in warmem Wasser eingeweicht werden – das kann auch direkt im Badewasser sein –, und gesalzene Algen müssen abgespült werden.
Algen in Blattform können in ein Gazetuch gebunden werden, man kann sie jedoch auch einfach so ins Badewasser geben. Pulveralgen kann man direkt ins Bad streuen.

Anwendung: Das Badewasser sollte 38 bis 42 Grad Celsius betragen. Zwanzig Minuten baden.
Hülle dich sofort nach dem Verlassen der Wanne warm ein und lege dich hin, wobei du dich noch zusätzlich zudecken solltest und Füße und Kopf hochliegen solltest. Liege so etwa zwanzig Minuten, dann dusche dich ab und bürste den Körper.

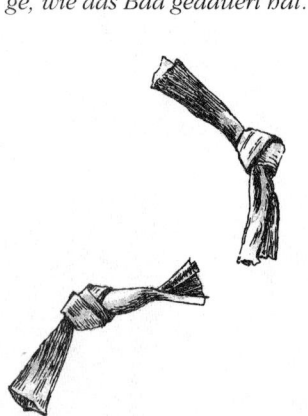

Alkalines Bad

Wirkung: Glättet die Haut, regt die Blutzirkulation an, wärmt, entspannt schmerzende Muskeln, belebt und entgiftet.

Indikationen: Alle Hauttypen. Anwendung sooft wie gewünscht.

Bestandteile/Herstellung: Gib Natron ins Bad: 3 Eßlöffel.

Anwendung: Steig in die Wanne; nicht abspülen.

Dies Bad wurde von der Tradition der heißen Quellen inspiriert. Einfaches Natron (in der Apotheke als Kaiser Natron, A. d. Ü.) im Badewasser wird die Haut schön weich machen, wobei es auch die Müdigkeit nimmt, Spannungen löst und Schmerzen lindert.

Figurverbesserndes Bürsten

Um eine strahlende und weiche Haut zu bekommen, eine Haut, die so weich und durchsichtig ist wie bei einem Baby, und eine straffe Figur, schlank und fest (ohne Hautsäcke, Hautfalten und Fettansätzen und ohne Zellulitis), ist das Geheimnis ganz einfach: Bürsten. Das japanische Bad ist eine hochentwickelte Kunst, die aus zwei komplementären Ritualen besteht – das sorgfältige und gründliche Körperbürsten und das lange, tiefentspannende »Einweichen« im Badewasser.

Jeder Besucher eines öffentlichen japanischen Bades oder einer heißen Quelle in Japan kann diesen Prozeß des Bürstens und Einweichens beobachten. Eine Badende setzt sich auf ihren Badestuhl, arrangiert um sich herum ihre Badeutensilien – Schwämme, Bürsten, Bimssteine, Seifen, Shampoos, Luffa-handschuhe und Getränke – füllt ihre kleine Schüssel mit Wasser aus den zahl-reich vorhandenen Wasserhähnen und beginnt ihr vorbereitendes Bürsten.

Dieses Bürsten wird ausführlich und energisch durchgeführt, es ist eine sehr aktive, sehr aufmerksame Reinigung von Kopf bis zu den Füßen. Sobald diese Bürstung beendet und der Körper gut abgespült ist, setzt sich die Badende für ihre erste Einweichperiode in die Badewanne. Hier entspannt sie sich in passi-ver Kontemplation, während das heiße Wasser alle Anspannungen löst.

Wenn die erste Sitzung vorüber ist, kehrt die Badende zu ihrem Badestuhl zu einer zweiten Bürstung zurück. Diesmal wird sie noch sauberer werden, denn das heiße Wasser hat ihre Poren geöffnet, ebenso der Dampf, und die Ausscheidung der Gifte durch die Haut hat begonnen. Sie beendet die Bürstung eventuell mit einer kalten Dusche oder einigen kalten Güssen mit dem Eimer oder einer Schüssel. Nun ist es Zeit für ein neuerliches Einweichen: Die Baden-de sinkt erneut ins heiße Wasser. Dieses Bad wird solange dauern, wie die Badende es aushalten kann – gewöhnlich dreißig Minuten, oft mehr als eine Stunde.

Der Prozeß des Bürstens dient verschiedenen Zwecken. Am wichtigsten sind Reinigung und das Ablösen abgestorbener Hautzellen. Das Bürsten ist auch eine anregende Massage, es trägt dazu bei, die Hautdurchblutung und den Metabolismus anzuregen, indem es das Blut und die Nährstoffe an die Oberflä-

Die Vorgehensweise der japanischen Körperbürstung

* Für die Trockenbürstung kein Wasser oder keine Seife o. ä. an die Haut oder Bürste bringen. Von den Extremitäten zum Herzen bürsten. Dem Trockenbürsten kann ein Feuchtbürsten folgen. Abspülen.
* Für das Feuchtbürsten spüle den Körper mit warmem Wasser ab.
* Falls du einen Waschbeutel benützt, weiche ihn in warmem Wasser ein. Wenn ein Schwamm, eine Bürste, ein Luffahandschuh oder ein Handtuch benützt wird, befeuchte sie und gib dann Seife o. ä. darauf.
* Bürste wie angegeben, mit weichen und vorsichtigen Strichen, wenn deine Haut nicht ans Bürsten gewöhnt ist. Wenn diese Bürstung die erste von mehreren ist, brauchst du nicht sehr genau zu sein. Wenn es jedoch die einzige Bürstung ist, die du durchführst, bürste mindestens fünf Minuten. Abspülen.
* Setzt dich für mindestens fünf Minuten in heißes Wasser.
* Die nächste Bürstung sollte sorgfältiger als die erste sein (gründlicher). Abspülen.
* Setz dich wiederum ins heiße Wasser.
* Bürste. (Die Anzahl der vorgenommenen Bürstungen variiert von Person zu Person; üblicherweise gibt es ein Minimum von zwei Bürstungen pro ausgedehnter Badesitzung und ein Maximum von vier oder fünf.) Abspülen.
* Die letzte Bürstung wird mit einer Kaltwasserspülung abgeschlossen.
* Trockne dich sorgfältig ab, trage ein Feuchtigkeitsfluid auf und entspanne dich.

che holt und bewirkt, daß die Haut vor lebendiger Gesundheit und Vitalität strahlt. Kräftiges Bürsten ist ebenfalls eine exzellente Methode, um die Akupressurpunkte anzuregen.

Im Vergleich mit dem japanischen Ritual des Bürstens erscheint die westliche Standard-Körperreinigung – eine oberflächliche und mechanische Reinigung mit der Seife – in der Tat als rudimentär. Den Japanern ist schon lange die Wichtigkeit sowohl von innerlicher als auch von äußerlicher Reinigung und Reinheit bewußt. Die Haut ist ein Organ der Elimination, durch sie verläßt knapp ein Pfund Abfall täglich den Körper. Was geschieht, nicht nur mit der Haut, sondern auch mit den weniger sichtbaren Körperteilen, wenn solch eine Menge Abfallprodukte nicht aktiv entfernt wird?

Während all der Jahre kommunalen Badens in Japan habe ich nicht eine einzige Frau mit Zellulitis gesehen. Spielt die Tradition des Körperbürstens dabei eine Rolle? Die Japaner glauben, daß die Haut angeregt und »bearbeitet« werden muß, um zu verhindern, daß sich Fettpolster, verstopfte Zonen und Steifheit durch die Akkumulation von Spannung ansammeln. Das innere Gegenstück zur reinigenden, belebenden Bürstung ist eine Ernährungsweise, die deshalb bestimmte Nahrungsmittel umfaßt, weil sie entgiften, stärken und reinigen.

Das japanische Bad ist ein soziales Ritual, und so ist gelegentliches Rückenschrubben eine beliebte Aktivität des Badens, wenn die Familie oder Freunde zusammen baden. In jedem japanischen Heim ist es Sitte, sogar für kleine Kinder, ihren Eltern den Rücken zu schrubben. So lernen sie bereits im Alter von zwei oder drei Jahren, daß das Rückenschrubben ein spielerisches und wesentliches Element der täglichen Gesundheitspflege ist.

Um den Kreislauf anzuregen, den Widerstand gegenüber Erkältungen und Infektionen zu verbessern, um weiche und geschmeidige, vitale Haut zu erhalten, die Figur zu straffen und den Körper weniger anfällig für kühle Temperaturen zu machen, sollte der ganze Körper täglich, sei es auch nur für fünf Minuten, gebürstet werden. Im Abstand von einigen Tagen sollte man dann auch die Zeit finden für eine längere Behandlung, indem man sich abwechselnd bürstet und in ein heißes Bad setzt.

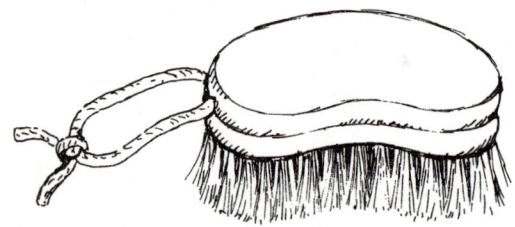

Die Bürstung wird immer mit einem großen Respekt vor der Haut durchgeführt. Die Haut soll stimuliert werden, nicht irritiert oder gekratzt, und daher gibt es verschiedene Bürsten für die verschiedenen Körperbereiche. Wenn jemand zum ersten Mal so eine Bürstung vornimmt, wird ihm geraten, mit Vorsicht zu beginnen; mit der Zeit wird die Haut stärker, widerstandsfähiger werden, bis endlich ein enthusiastisches und rigoroses Schrubben möglich wird. In Japan hält man diese Bürstungen für eine Art Überlebenstraining für die Haut, einen Disziplinierungsprozeß, bei dem die Haut gesünder, straffer und widerstandsfähig wird. Außer dem Gesicht kann der größte Teil des Körpers mit einer steifen Bürste bearbeitet werden. Ein Handschuh aus Sisal oder ein Luffastück tun es auch. Der Druck der Bürste richtet sich dabei nach der Weichheit der Körperpartie, die gerade bearbeitet wird. Die Brust und die Innenseiten von Oberschenkeln und Oberarmen verlangen mehr Vorsicht beim Bürsten. Für die Füße, die Knie und die Ellenbogen kann es eine sehr harte Bürste oder ein Bimsstein sein. Für Gesicht und Hals empfiehlt sich eine Gesichtsbürste, einer der im Kapitel »Gesichtsreinigung« beschriebenen Gesichtswaschhandschuh oder ein Seeschwamm.

Während der moderne Badende auswählen kann aus einem reichen Angebot von Seifen, Körpershampoos und Reinigungscremes, wurde der Körper traditionellerweise mit Reiskleie geschrubbt, mit einer Mischung aus Reiskleie und Azukibohnenpulver, mit zerstoßenen Kamelienbaumfrüchten oder gelegentlich auch mit Algen. Ein Körperwaschhandschuh, etwas größer als ein Gesichtswaschhandschuh, wurde aus Baumwolle oder Seide angefertigt, mit den Reinigungsingredienzen gefüllt, vor der Anwendung eingeweicht und dann benützt, um gründlich und sorgfältig jeden Teil des Körpers abzuschrubben.

Meistens wird das Bürstritual auf feuchter Haut vollzogen, doch ziehen es einige Badende vor, den Prozeß mit einer Trockenbürstung zu beginnen. Das ist sehr belebend, und man kann die toten Körperzellen förmlich von der Haut fliegen sehen!

Was immer für eine Methode des Bürstens angewendet wird, die Grundtechnik bleibt die gleiche. Benutze deine Bürste, deinen Waschlappen, dein Handtuch oder deinen Schwamm dazu, in kleinen kreisenden Bewegungen die Haut zu bürsten, beginnend bei den Extremitäten, und dann auf die Herzgegend zu. Starte bei den Füßen, dann die Beine aufwärts, dann bearbeite Hände und Arme und schließlich den Rumpf, vorn und hinten. Bürste dabei immer herzwärts. Kreise sanft um die Brüste und um den Bauch und, falls du ein Handtuch oder einen langen Schwamm oder einen Waschlappen benutzt, wasche den Rücken mit langen, diagonalen Strichen. Vermeide es, Entzündungen, Krampfadern, Warzen und Muttermale zu bürsten. Der japanische Baderaum, wie er eingerichtet ist für das Waschen und Bürsten außerhalb der Wanne – üblicherweise mit einer beweglichen Dusche und ebensolchen Wasserhähnen, mit einem Bereich für Sitzgelegenheiten und Schüsseln für das Säubern im Sitzen und mit einem großen, tiefen Badezuber oder einer Badewanne, die vor dem Bad gefüllt werden kann –, erfüllt offensichtlich alle Bedingungen bestens. Er ist vorbildlich für das japanische Bade- und Bürstenritual. Schmutz und Seife sind Fremdkörper im Badewasser. Es muß sauber bleiben für das Hineinsetzen und »Einweichen«. Dieses Ritual in einem normalen westlichen Bad zu praktizieren ist schwieriger. Eine Version, die der Sache am nächsten kommt, ist, sich zuerst trocken zu bürsten, ein sehr sorgfältiges Bürsten unter der Dusche folgen zu lassen, danach Körper und Wanne abzuspülen und zu reinigen, und dann erst die Badewanne für die längere Sitz- und Weichzeremonie zu füllen. Nach diesem Einweichen kann dann eine abschließende Bürstung unter der Dusche folgen, danach gut abspülen. Daraufhin eine kalte Dusche für eine oder zwei Minuten. Fertig. (Wie primitiv es erscheint, in der westlichen Art zu baden! In einer Wanne zu sitzen, die voll von seifigem und schmutzigem Wasser ist, scheint eine unangenehme Sitte, die einen eminenten Mangel an gesundem Menschenverstand aufweist. Das japanische Badesystem ist sehr viel logischer und zivilisierter, und auf jeden Fall ästhetischer.)

Utensilien zum Bürsten und Glätten der Haut

Japan war schon immer bekannt und berühmt für seine Geräte und Utensilien des täglichen Gebrauchs, die ihrer Funktion in subtiler Einfachheit entsprachen und deren elegantes Design überzeugte. Wunderbar gekonnt in natürlichem Material gearbeitet, geben diese Geräte auch dem allgemeinsten Zweck etwas Anmutiges und lassen die Arbeit damit zu einem Ritual der Ruhe werden.

Seit ältesten Zeiten ist die japanische Badezeremonie sowohl ein Ritual der Reinigung als auch ein Akt der praktischen Notwendigkeit, und die Dinge, die beim Baden benutzt werden, gehören zu den allerschönsten Erzeugnissen des japanischen Kunsthandwerks. Die traditionellen Badewannen, die Sitze, Schöpfgefäße und Eimer, die alle aus Zypressenholz hergestellt sind, kombinieren Einfachheit der Form mit der Wärme des sanften, unbehandelten Holzes. Ein Gang zu einem japanischen Badeutensilien-Geschäft macht die raffiniert einfache Vielfalt von Bürstgerätschaften, die dem Badenden zur Verfügung stehen, sichtbar: Körperbürsten mit natürlichen Borsten in jeder Form und für jeden Zweck in jeder Größe, zarte Hautbürsten, kleine und große Meeresschwämme, Rückenscheuerbänder und Reibehandschuhe aus Hanf, Lappen und Handschuhe aus Seide zum Gesicht- und Körperreinigen, Baumwollbeutelchen und -bänder, rauhe Schwämme und Waschhandtücher, *Tawashi*-Bürsten in Schildkrötenform, Bimssteine, Schwämme aus Teufelszungenwurzel, weiche Schwämme und Handtücher und fast einen Meter lange Luffaschwämme.

Da gibt es Geräte mit gebogenen Griffen, um auch an die entferntesten Bereiche des Rückens zu gelangen; Instrumente, die an beiden Enden eine Bürste tragen; Bürsten, deren Borsten vor Steifheit krachen und auch solche, deren Borstentuff zärtlich streichelt. Es gibt ein passendes Gerät für jeden nur erdenklichen Zweck und für jede Körperkurve, und jedes dieser Geräte ist in einer sozusagen vorgeschriebenen Weise zu benutzen.

Die nun folgende Aufzählung beschreibt einige der Bürsten und Körperpolier- und Schrubbgegenstände, beginnend mit den zarten, weichen bis hin zu den härtesten Utensilien. Weil die aus natürlichem Material hergestellten Dinge so schön und reichlich vorhanden sind, wird hier auf solche aus synthetischen Materialien verzichtet, obgleich diese auch oft effizient und attraktiv sind.

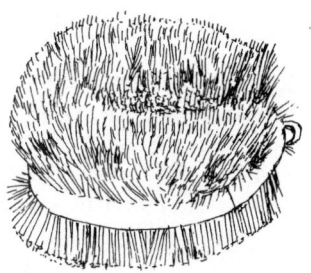

Meerschwamm, Milchschwamm, Teufelszungenwurzel-Schwamm, Seidenhandschuh

Das sind die feinsten und weichsten Materialien; sie sind geschaffen für sehr empfindliche und zarte Haut und für Babys. Auch wenn sie mit Kraft angewendet werden, kratzen sie niemals. Außer bei außergewöhnlich empfindlicher Haut sind diese Bürsten zu sanft für eine ordnungsgemäße Entfernung der alten Hautzellen und für die Stimulation der Haut.

Das Tenugui-*Handtuch, Handschuh oder Beutel aus Baumwolle*

Das *Tenugui* ist ein schmales langes Rechteck aus sehr dünner und feiner Baumwolle, meist weiß. Es ist etwas länger als ein kleines Gesichtshandtuch westlichen Stils. Es wird im japanischen Alltagsleben für viele Zwecke benutzt und wurde auch traditionell im Bad verwendet, entweder in seiner ursprünglichen Form oder zusammengenäht als Gesichtswaschlappen. Das *Tenugui* und der Baumwollhandschuh sind sehr gut zum Körperrubbeln geeignet; sie sind aus einem leicht rauhen Stoff, und so erreicht man mit ihnen eine gründliche Reinigung und Entfernung der Hautzellen, ohne zu hart vorzugehen. Sie können für jeden Hauttyp und für jedes Körperteil gut benützt werden.

Die Gesichts- oder Hautbürste

Diese weiche Bürste ist fürs Gesicht geeignet. Sie kann mit oder ohne Griff sein und ist dem Rasierpinsel der Männer ähnlich, manchmal etwas steifer in der Textur. Die Borsten sind immer sehr weich und biegsam. Die Gesichtsbürste kann sehr empfindliche Haut zwar irritieren, und deshalb ist – wie übrigens bei jedem Hauttyp – die richtige Technik wichtig, um Beschädigungen zu vermeiden. Man läßt die Bürste mit sanften Strichen über das Gesicht kreisen, die Bewegung dieser Kreise soll sehr klein sein, die Bürste wird immer angefeuchtet und mit einem geeigneten Reinigungsmittel (Reinigungscreme o. ä.) bestrichen. Diese Bürste ist ein effizienter Stimulator, und sie beseitigt auch hervorragend abgestorbene Hautpartikelchen; aber es ist wichtig, nicht zu eifrig vorzugehen. Für die anderen Körperregionen ist sie nicht zu empfehlen, denn dafür ist sie zu klein und zu weich.

Das Rubbelhandtuch, der Rubbelschwamm, der Luffaschwamm, der Hanffrottier-Handschuh oder -streifen, die Hanfbürste

Diese Utensilien, alle für den Körper gedacht, sind rauh und auch etwas steif. Die Wirkung hängt von dem Druck ab, mit dem sie über den Körper geführt werden. Ihre Härte macht sie generell ungeeignet fürs Gesicht, obgleich manche Luffas oder Rubbelschwämme oder -handtücher durchaus für das Gesicht benutzt werden können, wenn sie vorsichtig gehandhabt werden. Das Rubbelhandtuch hat gewöhnlich dieselbe Größe und Form wie das *Tenugui,* doch ist es in einem gröberen Material gewebt und daher rauher. Da es relativ lang ist, ist es bestens geeignet für das Rückenschrubben, wenn dies selbst durchgeführt werden muß. Der Luffaschwamm, in Japan bekannt als *Hechima,* ist in vielen Teilen der Welt als Badeutensil bekannt. Ein natürlicher Kürbisfaserschwamm, der Luffa, wirkt, wenn er feucht ist, absorbierend und sehr biegsam, daher ist er gut zu gebrauchen zusammen mit Seife oder mit anderen reinigenden Substanzen. Die überlangen Luffaschwämme sind geeignet zum Rückenschrubben, doch für den allgemeinen Gebrauch ein bißchen zu unhandlich.

Die Bürsten mit hartem Rücken

Es gibt sie in vielen Ausführungen, mit vielerlei Härtegraden, verschiedenen Größen und Formen sowie vielfältigem Design. Diejenigen, die mit abnehmbaren Griffen oder mit einem Halteband auf der Rückseite versehen sind, sind am praktischsten. Die handtellergroßen Bürsten mit harter Rückenplatte sind für die Anwendung am Körper vorgesehen, niemals fürs Gesicht.

Die Tawashi-*Bürste*

Diese steife Bürste sieht wie ein Schrubber aus Pflanzen aus. Sie besteht nur aus Borsten, ohne Rückenplatte, und es gibt sie in vielen Größen und Härtegraden. Die kleinste von ihnen besitzt etwa die Größe einer Zitrone, die größte die einer Papaya. Die härteste *Tawashi* ist aus Palmfasern gemacht, die weicheren Varianten sind aus Palmhanf und Hanf hergestellt. Die *Tawashi* ist ein gutes Basisinstrument zum Bürsten nahezu des gesamten Körpers, doch für die Brust, für die Innenarme und für die Innenschenkel mag sie zu fest sein. Nie sollte sie im Gesicht benutzt werden!

Der Bimsstein

Der vulkanische Bimsstein – oder der leichte *Karuishi*-Stein, wie er auf Japanisch genannt wird, ist an japanischen Stränden und japanischen Bädern ein häufig angewendetes Utensil. Er wird für die rauhesten, verhärteten Stellen benützt – Füße, Knie und Ellbogen. Ein vertrauensvoller täglicher Gebrauch des *Karuishi* zeigt schnelle Resultate: seidenweiche Fersen, Füße, die wie Perlmutt glänzen, und sanft polierte Knie und Ellbogen.

Alle Bürsten, Handschuhe und Schwämme müssen ständig mit Seife durchgewaschen werden. Dann werden sie zum Trocknen aufgehängt. Wenn das nicht in einem regelmäßigen Abstand, etwa alle paar Tage, getan wird, setzen sich sehr schnell Bakterien fest, besonders wenn die Utensilien in einer feuchten Atmosphäre liegenbleiben.

Reiskleie-Körperrubbelpaste

Schöne Haut ist so fein und weiß wie die sorgsam gekochten Körnchen weißen Reises; so weich wie ein runder weißer Reiskuchen; so zärtlich, so vollkommen, so unschuldig, so großzügig, so wohlduftend ... wie Reis. Um diese Reiskuchenhaut zu erhalten, nimmt die traditionelle Frau Reiskleie, und die Reiskleie belohnt sie mit einer glatten Haut von seidenreinem Weiß, mit einer Haut von geheimnisvoller Schönheit, einer Haut, deren Schicksal es ist, unter einem ebensolchen seidenen Kimono versteckt zu werden.

Wirkung: Reinigt, gibt Feuchtigkeit, macht weich und zart, glättet, macht schöne helle Haut und heilt sie.

Indikationen: Alle Hauttypen. Täglicher Gebrauch.

Bestandteile: Frische reine Reiskleie.

Herstellung: Fülle einen Körperbürstbeutel mit fein gemahlener Reiskleie, lege dann den Beutel in warmes Wasser (ins Badewasser), bis die Kleie weich wird und eine milchige Flüssigkeit aus dem Beutel auszulaufen beginnt.

Anwendung: Schrubbe und massiere den Körper sorgfältig mit dem Reiskleiebeutel, ihn sooft anfeuchtend wie nötig.

Reiskleie- und Bohnenpulver-Körperrubbelpaste

Wirkung: Reinigt, entfernt alte Hautteilchen, macht die Haut heller, weich und zart, gibt Feuchtigkeit, macht geschmeidig, heilt und regt an.

Indikationen: Alle Hauttypen. Anwendung täglich.

Bestandteile: Azukibohnenpuder (zum Herstellen siehe Kapitel Gesichtswaschungen), Reiskleie.

Herstellung: Mixe gleiche Teile Reiskleie und Azukibohnenpulver und fülle sie in einen Waschhandschuh.

Anwendung: Feuchte ihn an, bis eine milchige Flüssigkeit herausquillt, dann benutze ihn, um den Körper sorgfältig zu schrubben und zu massieren. Feuchte dabei den Handschuh so oft wie nötig an.

Der rosafarbene Bohnenpuder und die Reiskleie, die beiden beliebtesten Reinigungspulver, sind hier kombiniert, um den Körper wie Satin zu glätten. Das Azukibohnenpulver hat seit dem 18. Jahrhundert ein luxuriöses und aristokratisches Image, als die Damen von edler Geburt es benutzten, um ihre Haut zu glätten und zu verschönern; Reiskleie, billiger, ergiebiger und leichter zu bekommen, ist eine demokratischere Substanz. Man könnte sagen, daß durch das Zusammentreffen dieser beiden Substanzen ein revolutionärer Akt gegen die alte Klassenstruktur vollbracht worden ist. Das Resultat ist elegant und höchst funktional.

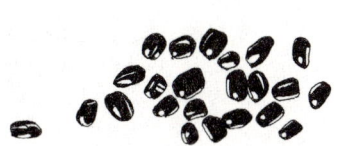

Anregende Ingwerwurzel-Körperrubbelpaste

Der scharfe und würzige Ingwer wird für eine ganze Reihe von medizinischen Anwendungen eingesetzt. Die kombinierte Aktion der Schrubbmassage mit der anregenden Wirkung des Ingwer macht sie zu einer tief belebenden Behandlung. Sie ist nicht zur täglichen Anwendung geeignet, aber sie ist sehr gut anzuwenden, wenn man erschöpft ist, wetterfühlig oder schlechter Laune. In solchen Fällen ist die Ingwerwurzel ein kraftvolles Heil- und Rettungsmittel für viele Problemchen.

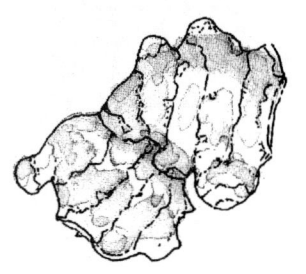

Wirkung: Reinigt, entgiftet, regt die Durchblutung an, wärmt, nimmt Schmerzen.

Indikationen: Nicht empfohlen für die empfindliche Haut.
Anwendung wöchentlich oder sooft wie nötig.

Bestandteile: 400 g frische Ingwerwurzel, 8 1/2 Tassen (2 Liter) reines Quellwasser.

Herstellung: Raple den Ingwer. Schütte den Ingwersaft, den du aus den Raspeln erhalten hast, mit dem Wasser in einen Topf (kein Metall). Wickle die ausgequetschten Raspeln ebenfalls in ein Gazetuch und lege sie auch in den Topf.
Laß das Wasser für ein oder zwei Minuten kochen und dann leicht abkühlen. Das Wasser sollte so heiß wie möglich sein, doch nicht so heiß, daß man sich die Finger verbrennt.

Anwendung: Tunke ein *Tenugui* oder ein kleines Gesichtshandtuch in das heiße Ingwerwasser und schrubbe dann damit den Körper. Tauche das Tuch während dieses Vorgangs mehrmals in die Ingwerflüssigkeit, so daß das nasse Tuch warm bleibt.

Seetang-Körperrubbelpaste

Wirkung: Reinigt, stimuliert, entgiftet, belebt und tonisiert.

Indikationen: Alle Hauttypen.
Anwendung täglich oder sooft wie gewünscht.

Bestandteile: Jede Art eßbarer Algen, die ohne Zusätze sind.

Herstellung: Weiche getrocknete Algen für etwa zwanzig Minuten in warmem Wasser ein.

Anwendung: Stecke die Algen in einen Körperwaschbeutel – gepulverte Algen können auch verwendet werden –, befeuchte ihn mit warmem Wasser, und nimm ihn, um den Körper während und vor dem Baden zu schrubben und zu massieren.

In den aquamarinfarbenen Tiefen des Unterwasser-Königreichs sind es unzweifelhaft die weichen grünen Algen, mit denen die kleinen Meeresprinzessinnen ihre unschätzbar zauberhaften Körper waschen. (Um den ozeanischen Effekt zu vervollständigen, schöpfe generöse Mengen von Meersalz in dein warmes Badewasser.)

Körperbehandlungen

Ein schöner Körper muß auch eine schöne Haut haben. Um das zu erreichen, verläßt sich die Japanerin hauptsächlich auf eine gesunde Ernährung und auf das tägliche Baderitual. Um einen Extraschutz zu erhalten, der die Feuchtigkeit der Haut bewahrt und der Trockenheit, Rauheit oder Rissigkeit vorbeugt, werden einfache Öle, Salben oder Pflanzenwässer verwendet.

Als eine gelegentliche, nährende oder revitalisierende Behandlung können dieselben Wässer, die bereits bei den Gesichtsbehandlungen beschrieben worden sind, genommen werden: Brauner Zucker, Reiskleie, Eiweiß, Honig, Singvogelmist und Luffaweinwasser. Um überhitzte, entzündete Sommerhaut zu beruhigen und zu kühlen oder um aufgesprungene und unterkühlte Winterhaut zu wärmen und zu nähren und wieder weich zu machen, gibt es viele Substanzen. Zum Beispiel einfache Pflanzenmittel, um Entzündungen, Schädigungen und irritierte Haut zu heilen und zu reinigen. Die traditionellen Mittel zum Bannen von Warzen, Hühneraugen und harten Hautstellen sind manchmal – wie in anderen Kulturen auch – mit Magie verbunden: So wird zum Beispiel eine Warze aufgefordert zu verschwinden, indem sie an ihrer Basis mit einem seidenen Faden abgebunden wird.

Allgemeine Körperpflege mit Kamelienöl

Das Öl aus den Früchten oder Nüssen des Kamelienbaums kann als grundlegendes Schönheitsöl auf vielerlei Art eingesetzt werden, um die Haut zu nähren, zu schützen und weich zu machen. Für die tägliche Körperpflege ist eine dünne Schicht dieses Öls vor dem Baden auf dem ganzen Körper zu verteilen. Eine andere Methode wäre es, dieses Öl nach dem Bad aufzutragen und etwas Limonensaft folgen zu lassen, dem nachgesagt wird, daß er die Wirkung des Kamelienöls vervielfacht. Den Abschluß bildet dann ein schnelles, kräftiges Abrubbeln mit einem Handtuch.

Das Öl kann auch direkt ins Badewasser gegeben werden, falls diese Art vorgezogen wird. All diese Techniken tragen dazu bei, daß die Haut ihre Feuchtigkeit behält und daß sie weich und glatt bleibt.

Für sehr trockene Stellen kann das Kamelienöl mit Honig oder mit einer kommerziellen Creme gemischt werden. Rissige Hände und Füße können in warmem Wasser gebadet werden, dem ein paar Tropfen Kamelienöl beigefügt sind. Um die Hände schön hell und weich zu machen, massiere erwärmtes Kamelienöl in die Haut und in die Nägel ein, bedecke sie für zehn Minuten mit einem Tuch oder mit Handschuhen, spüle dann das Öl ab und reibe die Hände mit Zitrone ein. Harte und rauhe Haut an den Füßen wird weich, wenn wir das Öl nach einer Behandlung mit dem Bimsstein in diese Stellen einreiben.

Eine gute Behandlung für den ganzen Körper ist die Braunzucker-Kamelienöl-Behandlung. Verreibe diese Mixtur nach dem Baden überall auf den Körper und laß sie fünfzehn Minuten einwirken. Das ist für eine helle und weiche Haut gedacht und gut gegen Sonnenbrand.

Wie die Körperbehandlungen vorzunehmen sind

Massagen

✳ können auch unabhängig vom Baderitual ausgeführt werden; dies ist dem persönlichen Geschmack überlassen. Nicht abspülen!

Behandlungen vor dem Baderitual

✳ können vor dem Baden angewendet werden oder auch nach dem Säubern und Abspülen (Duschen), aber immer vor dem einweichenden Sitzen in der Wanne.

Behandlungen nach dem Baderitual

✳ werden nach dem Säubern und einweichenden Sitzen in der Wanne durchgeführt, wenn die Haut noch feucht und warm ist. Der Körper muß während dieser Behandlung warmgehalten werden; wenn eine Packung benutzt wird, die fünfzehn oder zwanzig Minuten einwirken soll, sollte der liegende (ruhende) Körper mit einem Laken oder mit einer warmen Decke zugedeckt werden. Die Sauna ist ein sehr guter Ort für solche Körperpackungen und -behandlungen. Die meisten Behandlungen dieser Art werden wieder abgespült.

Spülungen und Wässer (Waschungen)

✳ erfolgen am besten nach dem ganzen Badeprozeß, da die meisten nicht abgespült werden sollen.

Behandlungen einzelner Stellen

✳ werden mehrmals auf die entsprechenden Stellen aufgetragen, ohne abgespült zu werden, obgleich es auch hier einige Behandlungsarten gibt, die kurze Zeit einwirken und dann abgenommen werden.

Reiskleie-Körpertonic

Von dem alten japanischen Favoriten Reiskleie kann ein feuchtigkeitsspendendes Tonicum für den Körper hergestellt werden.

Wirkung: Macht weich und glatt, nährt, heilt und gibt Feuchtigkeit.

Indikationen: Alle Hauttypen. Empfohlen für trockene Haut. Anwendung täglich.

Bestandteile:
950 g Reiskleie.
4 Liter Wasser.

Herstellung: Fülle die Kleie in einen Beutel und bringe sie zusammen mit dem Wasser in einem Topf (kein Metall) für fünfzehn Minuten zum Kochen.
Laß alles gut abkühlen. Drücke den Sack ins Wasser hinein aus und entferne ihn dann. (Hebe ihn für ein späteres Bad auf.) Das Reiskleiewasser im Topf kann im Kühlschrank bis zu einer Woche aufgehoben werden.

Anwendung: Verteile die Flüssigkeit über den gesamten Körper, der zuvor gesäubert wurde, nach dem Ende des Baderituals, Abspülen ist nicht notwendig.

Bemerkung: Dieses Tonicwasser kann für die tägliche Grundpflege benutzt werden.

Körperpackung mit Tofu

Wirkung: Beschleunigt Heilung, hellt Narben auf, tonisiert und nährt.

Indikationen: Alle Hauttypen.
Empfohlen für empfindliche und irritierte Haut. Anwendung gelegentlich.

Bestandteile:
2 Block frischer Tofu.
Reiskleie/Reismehl.

Herstellung: Quetsche den Tofu in einem Tuch aus, um die Flüssigkeit zu entfernen, dann füge ein bißchen Reiskleie oder Reismehl hinzu, um den Brei fester zu machen. Die Mixtur sollte durch Schlagen mit einem hölzernen Löffel oder in einem Mixer cremig werden.

Anwendung: Trage die Packung auf die frischgereinigte Haut auf, wo Tonisierung und Nährung nötig ist. Lasse sie fünfzehn Minuten einwirken, dann mit kühlem Wasser abspülen.

Bemerkung: Anzuwenden als eine gelegentliche Behandlung oder für eine Spezialpackung.

Tofu besitzt eine heilende, beruhigende Wirkung, wenn er äußerlich angewendet wird; er versorgt die Haut mit Vitaminen, Mineralien, Proteinen und leichtem Öl, ohne durch zu viele Inhaltsstoffe zu reizen oder zu anregend zu wirken.

Behandlung mit Kohlrüben

*Für ein intensives Reinigungs-
und Entgiftungsprogramm kann
man diese Behandlung kombinieren mit regulären Bädern in
Sake, dazu Perlgerstentee trinken und Daikon, Umeboshi und
Knoblauch essen. Dazu auch Vi-
tamin-C-reiche Früchte, das ist
ebenfalls von Nutzen.*

Wirkung: Reinigt und heilt.

Indikationen: Alle Hauttypen.
Empfohlen für Entzündungen und sonstige kleine Beschädigungen der Haut.

Bestandteile: Rohe Rüben, Meersalz.

Herstellung: Zerquetsche kleine Stückchen
der Rüben in einem Mörser. Wenn ein Brei
entstanden ist, füge das Salz hinzu.

Anwendung: Trage den salzigen Rüben-
brei auf die betroffene Stelle auf und laß
ihn zwanzig Minuten einwirken. Wiederhole so oft wie nötig.

Bemerkung: Anwendung als gelegentliche
Behandlung oder für spezielle Zwecke.

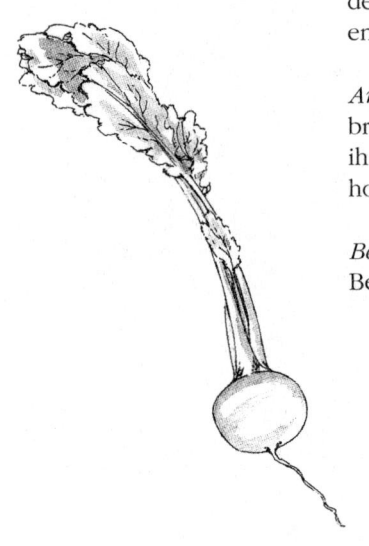

Luffawein-Körpertonic

Wirkung: Schützt, wirkt gegen Feuchtigkeitsverlust, macht weich und beruhigt, heilt.

Indikationen: Alle Hauttypen.
Empfohlen für Haut, die Wind und Wetter oder Sonne ausgesetzt ist. Anwendung täglich.

Bestandteile: Siehe das Rezept für Luffaweinwasser im Kapitel »Gesichtswässer«.

Anwendung: Nach dem Bad auf den frischgesäuberten Körper auftragen. Nicht abspülen.

Bemerkung: Dieses Tonic kann für die tägliche Pflege benutzt werden.

Hechimasui ist gut zum Schutz der Haut und hat den Vorzug, ohne die Nachteile eines Öls zu sein. Dieses Pflanzenwasser bewirkt, daß die Feuchtigkeit besser in der Haut gehalten wird, und im Falle von Hautbeschädigungen – Risse, Wunden, Entzündungen, Sonnenbrand und Verbrennungen – repariert es die Haut und stellt ihre natürlich-seidige Schönheit wieder her.

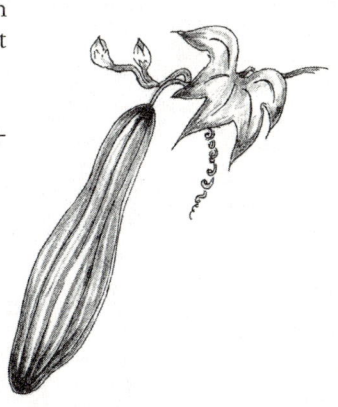

Kühler Umschlag mit Gurke

Diese schnelle Hilfe gewährt eine elegante Kühlung während der heißen Hochsommerszeit.

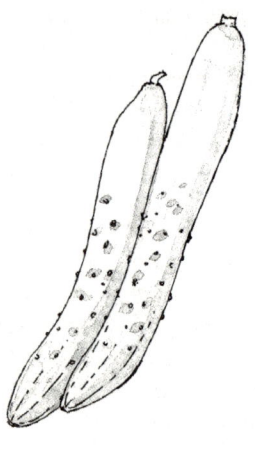

Wirkung: Kühlt, lindert, macht geschmeidig, glatt und weich, hellt die Haut auf.

Indikationen: Nicht empfohlen für empfindliche und allergische Haut. Gut bei Sonnenbrand, überhitzter Haut, Pusteln. Anwendung sooft wie nötig.

Bestandteile: Eine gekühlte Gurke.

Herstellung: Reibe die gekühlte Gurke und verteile sie auf einem Stück Gazetuch.

Anwendung: Tupfe die Gaze, ohne sie zu quetschen, mehrmals auf die Haut.
Man kann auch den Gazebeutel ausquetschen, um den Saft zu gewinnen, und dann diesen Saft auf die Haut reiben. Nicht abspülen.

Bemerkung: Diese Behandlung ist nur für gelegentliche Anwendung und für spezielle Zwecke gedacht.

Ingwerwasser-Massage

Wirkung: Wärmt, reinigt, regt die Durchblutung an, lindert Muskel- und Gelenkschmerzen und belebt auf angenehme Weise.

Indikationen: Nicht empfohlen für Kinder oder Menschen mit empfindlicher Haut. Empfohlen bei winterlichen Verkühlungen oder bei schwacher Durchblutung. Anwendung sooft wie erwünscht.

Bestandteile: Frische Ingwerwurzeln. Heißes Wasser.

Herstellung: Schneide ein großes Stück Ingwer in kleine Stücke, dann drücke den Saft durch ein Tuch aus und gieße ihn in eine Schüssel mit sehr heißem Wasser.

Anwendung: Tauche ein kleines Handtuch in das Ingwerwasser, wringe es gut aus und reibe den Körper damit ab. (Das sollte in einem sehr warmen Raum geschehen – ein Dusch- oder Baderaum, der voll heißem Dampf ist, ist perfekt). Abspülen mit klarem Wasser ist erwünscht, besonders bei etwas empfindlicher Haut.

Bemerkung: Dies ist eine gelegentliche Spezialbehandlung.

Winter – die Zeit der dunklen Tage und kalten Nächte. Die traditionellen alten japanischen Häuser sind so zugig, daß die Japaner Meister im Erfinden von körperwärmenden Methoden geworden sind: Das Bad mit Mandarinen oder Zitronen, das Körper und Geist wärmt mit seinen duftenden orangefarbenen oder gelben Früchten; wärmende Eintöpfe und Suppen aus stärkenden Wurzelgemüsen wie Daikon, Möhren und Tarofrüchten (eine Art Süßkartoffel, A. d. Ü.), hocharomatischen Pilzen, orangefarbenen Kürbissen oder kleinen Bällchen aus Teufelszunge. Der Winter ist eine Zeit für heißen Sake und belebenden Ingwer-Kuzu-Tee, und für süße Mandarinen von den südlichen Inseln oder für orange-rote Khakis, die frisch oder getrocknet gegessen werden. Das abendliche heiße Bad ist eine Notwendigkeit – kurz vor dem Schlafengehen genommen, speichert der Körper die Hitze und man freut sich, in ein Futonbett mit dicken weichen Steppdecken zu schlüpfen, während der Schnee draußen leise zu fallen beginnt.

Wasabi-Massage

Wie jeder, der einmal Sushi gegessen hat, weiß, ist Wasabi starker Tobak. Diese Massage wird noch Wärme spenden, wenn alles andere längst versagt hat. Es ist angebracht, mit extremer Vorsicht zu Werke zu gehen, also erweisen wir diesem beißenden scharfen grünen Zeug allen Respekt.

Wirkung: Regt die Blutzirkulation an, wärmt, zerstört Keime und Viren, entgiftet und reinigt.

Indikationen: Nicht empfohlen für Kinder und für empfindliche Haut. Empfohlen bei Winterverkühlungen oder bei schwacher Durchblutung.
Anwendung gelegentlich.

Bestandteile: Frische *Wasabi*-Wurzel oder *Wasabi*-Pulver oder Paste.
Heißes Wasser.

Herstellung: Rasple die frischen Wurzeln mit einer Reibe oder mit einem Ingwer- oder Wasabi-Raspler.
Löse das Pulver oder die Paste in sehr warmem Wasser auf (in einer Schüssel). Ungefähr ein Eßlöffel Wasabi ist richtig.

Anwendung: Massiere die Flüssigkeit in kalte Hände und Füße ein. Wenn es über längere Zeit hin verwendet wird, sagt man diesem Mittel nach, daß es die Blutzirkulation verbessert.

Bemerkung: Dies ist eine gelegentliche Spezialbehandlung.

Honig-Zitronen-Behandlung

Wirkung: Regt die Zellfunktionen an, spendet Feuchtigkeit und macht die Haut schön hell.

Dies hier ist ein süß-saurer Hautweichmacher.

Indikationen: Alle Hauttypen. Empfohlen für rauhe Haut. Anwendung gelegentlich.

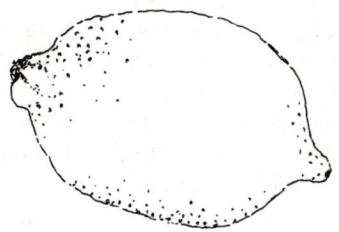

Bestandteile:
Der Saft von einer Zitrone,
4 Eßlöffel Honig.

Herstellung: Mische die Bestandteile zusammen.

Anwendung: Trage die Mixtur auf den frisch gereinigten Körper auf und laß sie fünfzehn Minuten einwirken. Dann abspülen mit kaltem Wasser.

Bemerkung: Dies ist eine Spezialbehandlung, die gelegentlich vorgenommen werden kann.

Seetang-Körperpackung

*Dies ist die Art von regenerieren-
der, revitalisierender und zell-
aktivierender Behandlung,
deretwegen die Menschen zu
berühmten Heilquellen pilgern.
Man braucht genügend Platz,
um sich algenbedeckt hinzulegen, und eventuell auch jemanden, der einem die langen
grünen Algenstreifen auf den
Körper legt, deren Nährstoffe ein
außergewöhnliches, aufregendes
Prickeln auf unserer Haut aus-
lösen und sie gut tonisieren.*

Wirkung: Regt die Zellfunktionen an, tonisiert, heilt, reinigt, regeneriert und nährt.

Indikationen: Alle Hauttypen.
Empfohlen für Haut, die Tonisierung benötigt. Anwendung sooft wie nötig.

Bestandteile: Wakame-Algen *(Undaria
pinnatifida).*

Herstellung: Frisches *Wakame* sollte kurz
in warmem Wasser eingeweicht werden,
dann abgespült, um das Salz zu entfernen.
Getrocknetes *Wakame* muß in warmem
Wasser zwanzig Minuten eingeweicht werden, um es vor dem Gebrauch weich zu
machen.

Anwendung: Nach dem sorgfältigen
Schrubben und Reinigen der Haut des Körpers, lege die Algenstreifen auf den ganzen
Körper oder auf besondere Stellen auf. Das
beste ist, den Körper vollständig zu bedecken und sich dann hinzulegen für etwa
dreißig Minuten. Nach dem Entfernen der
Algen mit kühlem Wasser abspülen.

Bemerkung: Dies ist eine Spezialbehandlung zur gelegentlichen Anwendung.

Körperpackung mit geschlagenem Eiweiß

Wirkung: Macht weich, tonisiert und festigt die Haut.

Indikationen: Alle Hauttypen. Empfohlen für rauhe Haut. Anwendung gelegentlich.

Bestandteile: Unmengen von Eiweiß.

Herstellung: Schlage das Eiweiß, bis es steif ist.

Anwendung: Trage den Eischnee gleichmäßig auf den frischgereinigten Körper auf und lasse ihn fünfzehn Minuten einwirken, spüle dann mit kühlem Wasser sorgfältig ab.

Bemerkung: Dies ist eine Spezialbehandlung für gelegentliche oder besondere Anwendung.

Wenn du irgendwann einmal zu viele Eier bekommen hast, kannst du sie zu einem Riesenberg Eischnee aufschlagen, und – na los, es macht Spaß – du kannst jeden Zentimeter deines Körpers damit bedecken. Abgesehen davon, daß du dich in eine Phantasiekreatur verwandeln wirst, macht diese Behandlung deine Haut wunderbar zart, und alle rauhen Stellen werden verschwinden.

Rezepte zum Entfernen von Hornhaut, Warzen und Hühneraugen

Der Kelch bei den *Auberginen* ist die Stelle am Stengel der Pflanze, die wie ein Elfenhut herauswächst, dort, wo sie die Frucht berührt (Calyx). Um Warzen zu entfernen, soll dieser Kelch solange an ihnen gerieben werden, bis die Warzen nach und nach verschwunden sind.

Der weiße *Feigenbaumstamm-Saft*, der von einem abgeschnittenen Feigenblatt herabtropft (auch von einem Stengel oder Zweig des Baumes) wird täglich auf Warzen, Hühneraugen und Hornhaut aufgetragen. Falls die Haut durch den Saft gereizt wird, knete zuerst einen kleinen Ball aus gekochtem weißen Reis und leg ihn auf die betroffene Stelle. Darauf laß nun den Feigensaft tropfen.

Braunzuckersirup wird hergestellt durch Kochen von nichtraffiniertem braunen Zucker mit reinem Wasser. Er kann auf verhärtete Hautstellen – Ellbogen, Füße und Knie – für einige Minuten aufgetragen werden. Dann abspülen. Er soll verhornte Zellen entfernen und die Haut aufweichen, und so wird die Haut langsam wieder schön geschmeidig.

Die weiße Milch vom Stengel des *Löwenzahns* kann auf Warzen mehrere Male täglich aufgetragen werden, bis sie verschwunden sind.

Perlgerste ist ein kraftvolles Warzenentfernungsmittel, das äußerliche und innerliche Anwendung kombiniert. Mahle die Perlgerstensamen zu einem feinen Pulver, dann mische drei Teelöffel davon mit Wasser zu einer cremigen Paste. Siede die Mixtur für einige Minuten, iß die Hälfte davon, und trage den Rest auf die Warzen auf, halte sie mit einer Binde fest und setze die Behandlung zehn Tage lang fort. Dieselbe Behandlung soll auch gegen Altersflecken und Sommersprossen helfen.

Mit Ausnahme des *Braunzuckersirups* können diese Rezepte Hautreizungen verursachen. Sie sind nicht für die empfindliche oder kindliche Haut geeignet. Falls Rötung, Entzündung oder andere Irritationen auftreten, sollte die Behandlung sofort abgebrochen werden.

Jegliches Warzenentfernungsprogramm sollte von der Einnahme von Perlgerstenporridge (Brei) und *Perlgerstentee* begleitet werden.

Vitalisierende Tees und Tonics

Energie, Vitalität oder *Ki* ist unerläßlich für die Schönheit, für Gesundheit und Harmonie des Körpers. Wenn man sich in seiner Haut gut fühlt, hat man das Gefühl, daß die Energie glatt und harmonisch fließt; alles läuft und ist in Balance. Die Tees und Tonics, die nachfolgend vorgestellt werden, wurden nach ihren stärkenden, vitalisierenden und tonisierenden Eigenschaften ausgewählt. Wenn die Ernährung allgemein auf einer guten Grundlage aufgebaut ist, können diese Tees als energetisierende, gesundheitsfördernde Ergänzung dienen.

Neben der Unterstützung der allgemeinen Kondition haben einige der Tees auch besondere Wirkungen, z. B. das Gewicht zu regulieren, die Entgiftung anzuregen, Erschöpfung schnell zu beseitigen und die Widerstandsfähigkeit gegen Krankheiten zu verbessern. Viele der Getränke dienen sowohl der Vorbeugung als auch der Heilung; sie stellen sanfte Medizinen dar, die den Körper befähigen, seine Energie und seine Gesundheit zu erhalten.

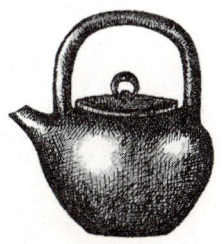

Gerösteter Reiskleietee

*Reiskleie wirkt für die Schönheit
auch von innen her.*

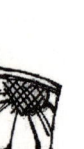

Wirkung: Nährt, revitalisiert.

Indikationen: Empfohlen für die Verbesserung der allgemeinen Kondition. Anwendung täglich.

Bestandteile:
1 Eßlöffel Reiskleie,
1/2 Tasse (120 ml) reines Quellwasser.

Herstellung: Röste die Reiskleie ein bis zwei Minuten über mittlerer Flamme unter ständigem Rühren.
Schütte sie sodann in warmes Wasser.

Anwendung: Trinken.

Gerösteter Gerstentee

Wirkung: Löst Wasseransammlungen im Körper auf (wirkt abschwellend), eliminiert Fett und Gifte, klärt und reinigt, erfrischt.

Indikationen: Empfohlen für Abmagerungskuren und zur Erleichterung bei großer Hitze. Anwendung täglich.

Bestandteile:
4 Eßlöffel Gerste,
2 1/2 Tassen (600 ml) reines Quellwasser.

Herstellung: Röste die Gerste in einer schweren Eisenpfanne fünf Minuten über mittlerer Flamme unter ständigem Rühren. Schütte die Gerste zusammen mit dem Wasser in einen Topf (kein Metall), laß es aufkochen, dann siede es bei kleiner Flamme zehn Minuten. Laß das Ganze durch ein Sieb laufen, um die Gerste zu entfernen. Kann mehrere Tage im Kühlschrank aufgehoben werden.

Anwendung: Trinke den Tee heiß oder kalt. Vermeide große Mengen und gib Kindern nicht zuviel auf einmal davon – der Tee wirkt diuretisch (entwässernd).

Eine alltägliche Szene in Japan während des sehr heißen Sommers: Mütter und Kinder sitzen an einem schattigen Platz und trinken eiskalten Mugicha oder Gerstentee. Der Tee hat ein aromatisches klares Aroma, schmeckt etwas rauchig, und man sagt ihm nach, daß er überflüssiges Fett beseitigt und allgemein erfrischt.

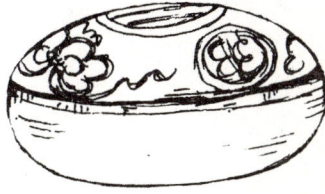

Tee aus Shiitake-Pilzen

*Viele der japanischen sogenann-
ten Tees, wie hier der Pilztee,
sollte man besser Brühen nennen. Irgendwie macht es diese
salzigen, mit Algen, Wurzelwerk
oder Pilzen versehenen Flüssigkeiten schmackhafter, wenn sie
Suppen heißen, besonders für
den westlichen Gaumen, für
den Tee gewöhnlich eher etwas
Süßes als etwas Salziges oder
gar Würziges bedeutet.*

Wirkung: Entspannt, regt die Entwässe-
rung an und reduziert das Cholesterin im
Körper.

Indikationen: Empfohlen gegen Streß.
Tägliche Anwendung.

Bestandteile:
1 Shiitake-Pilz, frisch oder getrocknet.
2 Tassen (480 ml) reines Quellwasser,
Meersalz.

Herstellung: Wenn du einen getrockneten
Pilz nimmst, weiche ihn dreißig Minuten in
warmem Wasser ein oder solange, bis er
weich ist.
Schneide den Pilz in Stücke, gib sie zusammen mit dem Wasser und einer Prise Salz
in einen Topf (kein Metall), bringe alles
zum Kochen, stell die Flamme klein und
siede fünfzehn Minuten.

Anwendung: Schlürf langsam und trinke
nur kleine Mengen von diesem Tee.

Knoblauch-Tonic

Wirkung: Verbessert alle Funktionen, stärkt, reinigt und belebt.

Indikationen: Empfohlen als allgemeines Tonikum.
Anwendung täglich.

Bestandteile:
500 g frischer Knoblauch.
0,9 Liter *Shochu* oder Wodka.

Herstellung: Schäle und schneide den Knoblauch klein, dann gib ihn zusammen mit dem Alkohol in ein sauberes Glasgefäß und stelle ihn an einen kühlen und dunklen Ort für ein Jahr (gut verschlossen aufbewahren).

Anwendung: Nimm jeden Tag einen Eßlöffel voll von diesem Tonic.

Dem Knoblauch werden viele Eigenschaften nachgesagt: er soll antibiotisch wirken, die Sexualkraft erhöhen, die Haut verschönern, das Blut reinigen, den Kreislauf anregen, das Haar stark und glänzend machen, die Zellen regenerieren und beleben, die Ausscheidung von Giften und Abfallstoffen ankurbeln, auch von überflüssigem Wasser. Somit wirkt er auch gegen Schwellungen, er soll bei Hautproblemen helfen, die Arterien von Cholesterin befreien, Erkältungen und Husten entgegenwirken, alle Körperfunktionen beleben und gegen Krankheiten zu Felde ziehen. Muß mehr gesagt werden?

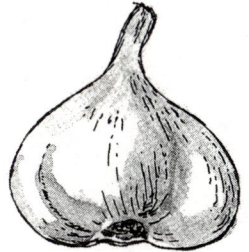

Ginseng-Tonic

Sehr bald, nachdem ich nach Japan gekommen war, entdeckte ich aufgeregt, daß in meinem Laden um die Ecke kleine Flaschen mit einem Ginsenggetränk verkauft wurden, sie standen neben Dosentee und Coca Cola im Kühlbord. Als ich eine Flasche davon kaufte, konnte ich nicht verstehen, daß der Ladeneigner in unkontrolliertes Kichern ausbrach und sogar rot wurde. Später erst erfuhr ich, daß das Getränk nur für Männer ist und speziell genommen wird, um die sexuelle Potenz zu steigern. Mein Ehemann bekam die verlegenen Blicke noch nach Monaten zugeworfen.

Wirkung: Tonisiert das System, vitalisiert, hilft bei Erschöpfung, verbessert die Widerstandsfähigkeit.

Indikationen: Empfohlen als ein generelles Tonikum.
Anwendung täglich.

Bestandteile:
1 große getrocknete Ginsengwurzel oder mehrere kleine.
0,9 Liter *Shochu* oder Wodka.

Herstellung: Wasche die Wurzel mit einer Bürste; dann abtrocknen. Binde die Ginsengwurzel an ein Band, und lasse sie vom Hals der Flasche herunterhängen, so daß sie »aufrecht steht« und dabei mit ihrem Ende gerade den Flaschen-Boden berührt. Gieße dann den Alkohol hinzu, versiegele den Verschluß mit Wachs und lagere die Flasche an einem dunklen Ort für ein Jahr.

Anwendung: Trinke täglich ein Sakeglas voll von dem Tonikum. (Ein Sakeglas entspricht etwa einem *sehr* kleinen Likörgläschen. A. d. Ü.)

Tee von frisch keimender Gerste

Wirkung: Nährt, energetisiert, tonisiert das System.

Indikationen: Empfohlen gegen Erschöpfung, Streß und eine geschwächte Kondition.
Anwendung täglich.

Bestandteile: Gemahlenes und getrocknetes junges Gerstengras (im Westen als Green Magma bekannt).
Reines Quellwasser.

Herstellung: Gib einen Teelöffel voll von dem Pulver in ein Glas warmes Wasser, umrühren.

Anwendung: Trinken.

Dieser Tee ist ein hochnahrhaftes Getränk, das wie Heu schmeckt. Er wird aus einem sehr belebend wirkenden Frühlingsgrün hergestellt, und er ist in seiner Wirkung schneller als scharfgerösteter französischer Kaffee.

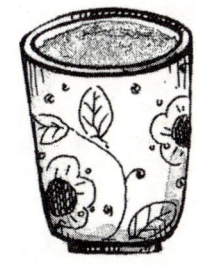

Chinesischer Schwarztee

Die chinesischen Tees – die schwarzen Tees – Oolong und Polei (oder Bolei) sind die bevorzugten Tees der japanischen Frauen, die eine Abmagerungskur durchführen. Sie sollen Fett auflösen und ausschwemmen, das ist immer ein vergnüglicher Gedanke für jemanden, der sich zu dick fühlt. Es gibt einige Zweifel, ob die Tees wirklich Fett auflösen können, doch werden sie von Sumokämpfern getrunken, die ihren Beruf aufgegeben haben und wieder schlank werden wollen.

Wirkung: Reinigt und klärt, eliminiert Fett und überschüssiges Wasser.

Indikationen: Empfohlen für Personen, die sich Abmagerungskuren unterziehen. Anwendung täglich.

Bestandteile:
1 Teelöffel Oolong oder Polei-Tee,
3/4 Tassen (180 ml) reines Quellwasser.

Herstellung: Gieße kurz aufgekochtes Wasser über den Tee in einer Teekanne. Laß ein bis zwei Minuten ziehen.

Anwendung: Trinken.

Die süßen Geister der Aloe

Wirkung: Gibt Gesundheit, verbessert die Widerstandskraft und beruhigt.

Indikationen: Empfohlen zur Verbesserung der allgemeinen Gesundheit. Anwendung täglich.

Bestandteile:
300 g frische Aloeblätter.
1/2 Tasse (120 ml) Braunzucker oder Kandis.
720 ml *Shochu* oder Wodka.

Herstellung: Wasche die Blätter, trockne sie gut ab, schneide sie sodann in fingerlange Stücke. Gib sie zusammen mit dem Zucker und dem Alkohol in ein sauberes Glasgefäß, verschließe es gut und lagere es für drei Wochen an einem kühlen und dunklen Ort.
Entferne dann die Aloe, verschließe das Gefäß noch einmal und stelle es für drei Monate zurück an seinen Platz.

Anwendung: Trinke eine kleine Menge – ungefähr einen Teelöffel voll – täglich.

Aloe ist ein populäres Getränk in Japan – manche Japaner benutzen einen Entsafter, um Aloe, Zitrone, Petersilie und Möhren für einen täglichen Gesundheitstrunk zu mixen. Dieses Rezept hier ist ein älteres.

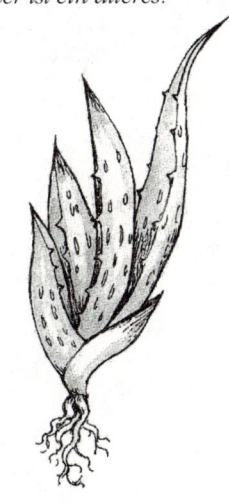

Seeperlentee

Die Asiaten haben Perlen gegessen und getrunken seit Hunderten von Jahren, nicht nur wegen des Calciums, sondern auch wegen der angenehmen Eigenschaft der Perlen, die die Nerven beruhigen, Kopfschmerzen lindern und zu gutem Schlaf verhelfen.

Wirkung: Beruhigt, eleminiert Gifte und reinigt.

Indikationen: Empfohlen gegen Streß. Anwendung sooft wie nötig.

Bestandteile:
1 Teelöffel gemahlene Perlen,
1/2 Tasse (120 ml) warmes Quellwasser oder grüner Tee.

Herstellung: Rühre die gemahlenen Perlen ins Wasser oder in den Tee.

Anwendung: Schlürfe den Tee langsam.

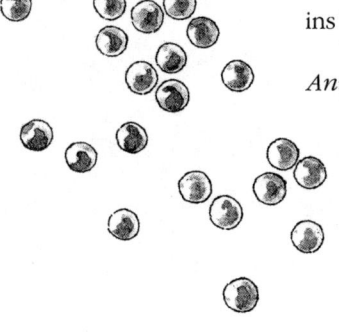

Traditioneller Algentee

Wirkung: Entgiftet und nährt.

Indikation: Empfohlen zur Verbesserung der allgemeinen Gesundheit. Anwendung täglich.

Bestandteile:
Chlorellapulver (Algenpulver),
Reines Quellwasser.

Herstellung: Rühre etwa einen Teelöffel voll Chlorellapulver in ein Glas warmes Wasser.

Anwendung: Trinken.

Chlorella ist angeblich zwei Millionen Jahre alt, doch sein Einsatz als ein Gesundheitsgetränk ist noch nicht so alt. Diese mikroskopisch kleine grüne Alge kann als Original-Entgifter bezeichnet werden. Sie war eine der ersten Pflanzen auf der Erde in jenen fernen Tagen, als die Atmosphäre transformiert wurde von einem Gemisch aus tödlichen Gasen in etwas, das für höhere Lebensformen verträglicher war. Von dieser Pflanze sagt man, daß sie die Eigenschaft besäße, Gifte zu entfernen, besonders Kohlenwasserstoffe, Schwermetalle und Pflanzengifte. Die Wissenschaft untersucht nun, inwiefern sie zur Verhütung von Krankheiten und gegen den Alterungsprozeß eingesetzt werden kann.

Getränk aus braunem Zucker

Wenn wir die Stimulation von etwas Süßem benötigen, das außerdem auch noch gesund ist, so ist dies hier das richtige, der Zucker gibt Energie, und das reichhaltige Arrangement von Vitaminen und Mineralien sorgt für gute Ernährung.

Wirkung: Wirkt gegen Erschöpfung, wärmt, nährt und belebt.

Indikationen: Empfohlen gegen Erschöpfung.
Anwendung einmal täglich oder sooft wie nötig.

Bestandteile:
1 Eßlöffel nichtraffinierter Zucker (es kann auch Melasse sein).
1 Tasse (240 ml) heißes Quellwasser.

Herstellung: Schütte den Zucker oder die Melasse in heißes Wasser.

Anwendung: Warm trinken.

Pinkfarbener Pflaumen-Bancha

Wirkung: Reinigt und klärt, stärkt, entgiftet, belebt, behebt Erschöpfung, regt die Zirkulation an und reinigt das Blut.

Indikationen: Empfohlen als ein allgemeines Tonikum.
Anwendung täglich.

Bestandteile:
1 Teelöffel *Bancha*-Tee.
2 Tassen (480 ml) reines Quellwasser.
1 *Umeboshi* (eingelegte Pflaume).

Herstellung: Bereite den Banchatee zu, indem du kochendes Wasser über die Teeblätter in einem Teetopf gießt; laß es zehn Minuten ziehen.

Anwendung: Gieße den Tee in eine Teetasse, dann füge das zerdrückte Fleisch einer *Umeboshi* hinzu; trinke. (Bancha ist ein sehr milder Tee, so daß er in Japan auch abends getrunken wird. A. d. Ü.)

Dies hört sich nach etwas Süßem an, doch ist es unendlich sauer, wie alle Produkte aus der Umeboshi. Die Umeboshi ist das tägliche Nahrungsmittel zum Tonisieren, das die Japaner zu sich nehmen. Dieser Tee ist eine genußvolle Art und Weise, die heilende Magie der Umeboshi zu sich zu nehmen.

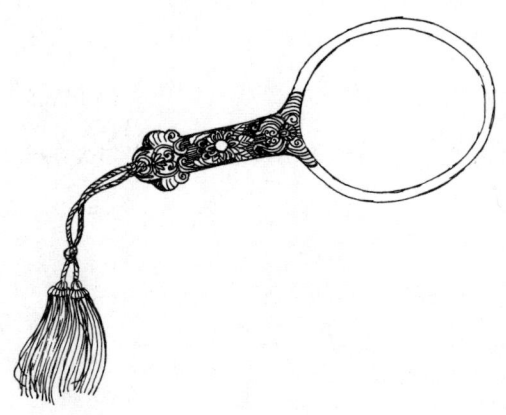

Das Körperpflege-Ritual

Täglich

Morgens: Reinige den Körper mit einer Dusche; geh sodann zur Pflege von Gesicht und Haar über. Nach dem Abspülen und Trocknen, wenn der Körper noch leicht feucht ist, reibe ihn mit einem Grundöl, mit einer Lotion oder Creme oder mit Pflanzenwasser ein bzw. ab.

Abends: Laß Badewasser ein und gieße einen Badezusatz hinein. Wasche und bürste dich ab, dann spüle alles sorgfältig ab. Setz dich etwa zwanzig Minuten ins Bad (mit oder ohne Bürsten zwischendurch). Nach dem Abspülen und Trocknen trage Grundöl auf den Körper auf (oder Creme oder Pflanzenwasser).

Wöchentlich oder wenn nötig

Morgens oder abends: Falls du eine Körperbehandlung vor dem Bad machst, trage sie auf, wenn das Badewasser in die Wanne läuft. Wasch alles ab, schrubbe dich und spüle dich gut ab. Setz dich in die Wanne (mit oder ohne Schrubben zwischendurch). Lege dann eine Körperpackung oder eine Spezialbehandlung auf und begib dich an einen warmen Platz zur Ruhe. Deck dich zu, falls nötig. Dusche und spüle dich ab. Abtrocknen. Trag nun das Grundöl, die Creme oder das Pflanzenwasser auf.

Die Gesichts- und Haarpflegeprogramme sind so gedacht, daß sie in das Körperpflegeprogramm integriert werden können, wie es passend ist. Tägliche Körperübungen, die auch die Atmung einbeziehen und sich auf die Elastizität und Ausdauer auswirken, sind ein anderer wichtiger Aspekt des allumfassenden Schönheitsrituals. Nicht zu vergessen die Tees und Tonics, die ganz nach persönlichem Geschmack angewendet werden können.

Körperprogramme oder -schönheitskuren

Eine individuelle Körperpflegekur kann zusammengestellt werden durch eine Auswahl aus den Rezepturen in jedem Kapitel. Wähle also ein Bad aus, eine Körperrubbelpaste (Rubbelcreme) und/oder ein Schrubbutensil oder mehrere, ein tägliches Öl, eine Creme oder ein Pflanzenwasser, eine Spezialbehandlung oder eine Körperpackung, und schließlich einen Tee oder ein Körpertonic. Die Rezepte können entweder nach dem Zustand der Haut oder nach dem Zustand des ganzen Körpers ausgesucht werden, wobei Zustände wie Erschöpfung, schwache Blutzirkulation, Muskelkater usw. berücksichtigt werden müssen. Die folgenden Programme sind nach diesen Gesichtspunkten zusammengestellt, sie beziehen sich also auf einige der üblichen Kurzzeit- und Langzeit- sowie auf Haut- bzw. Ganzkörperbedingungen und -konstellationen

Grundlagenpflege für jede Haut
Reiskleiebad, Bürstung/Reiskleie-Körperschrubben, Kamelienöl, Algen-Körperpackung, gerösteter Reiskleietee.

Trockene Haut
Reiskleiebad, Luffabürstung/Reiskleie-Körperbürstung, Kamelienöl, Honig-Zitronenbehandlung, gerösteter Reiskleietee.

Empfindliche oder junge Haut
Frühlingsrosenblätter-Bad, Seidenwaschhandschuh/Seeschwamm-Schrubben/Perlenpulver-Waschung, Reiskleie-Körpertonic, Tofu-Körperpackung, Braunzuckertrunk.

Alternde Haut
Tonisierendes Algenbad, Bürstung/Algen-Polierpaste, Kamelienöl, Algen-Körperpackung, lebensverlängernder Trunk aus Aprikosen.

Irritierte Haut
Bad aus gelben Chrysanthemen, Meerschwamm-Schrubben/Reiskleie-Körperpolierpaste, Reiskleie-Körpertonic, Tofu-Körperpackung, gerösteter Gerstentee.

Sonnenbrand-Haut

Alkalinbad, Algenbad-Polierpaste/kein Schrubben, Reiskleie-Körpertonic, Abtupfen mit in Gaze eingehüllten Gurkenscheiben, Tee aus keimendem Gerstengras.

Beruhigung gestreßter Haut

Dezember-Zitronenbad, Schrubben mit dem Seiden-Waschhandschuh/Perlenpulver-Waschung, Reiskleie-Körpertonic, Tofu-Körperpackung, Shiitakepilztee.

Revitalisierung gestreßter Haut

Ginsengwurzel-Bad, Bürstung/anregendes Ingwerwurzel-Schrubben des Körpers, Kamelienöl. Algen-Körperpackung, Knoblauchtonic.

Zur Behandlung/Vorbeugung von Cellulitis/Begleiten von Gewichtsregulierungs-Programmen

Tonisierendes Algenbad, Bürstung/Algen-Körperpolierpaste, Kamelienöl, Algen-Körperpackung, Chinesischer Schwarztee.

Abbau von Spannung, Streß oder Müdigkeit

Reisweinbad »Haut wie ein strahlendes Juwel«, Bürstung/Reiskleie-Körperpolierpaste, Kamelienöl, Ingwer-Wassermassage, Aprikosen-Lebenselixier (lebensverlängerndes Tonikum).

Aktivieren/Stimulieren des Kreislaufs

Ingwerbad, Bürstung/Algen-Körperpolierpaste, Kamelienöl, Algen-Körperpackung, Knoblauchtonic.

Kühlen und Erfrischen

Reisessig-Bad, Algenbad-Körperpolierpaste, Algen-Körperpackung, Eistee aus gerösteter Gerste.

Wärmen

Ingwerbad, Bürstung/Anregendes Ingwerwurzel-Schrubben, Ingwer-Wassermassage, Braunzuckertrunk.

Raffinessen

Wer an einer japanischen Teezeremonie teilnimmt, durch einen japanischen Garten geht, oder wer auch nur ein einfaches Mahl in Japan zu sich nimmt, dem wird die Liebe zum Detail sofort auffallen. Es sind die – oft nahezu unsichtbaren – Kleinigkeiten, der Sinn für Aufmerksamkeit und Präzision und der Respekt für die den kleinen Dingen des Lebens innewohnende Subtilität, die dem Japanischen solch eine durchscheinende Reinheit und diesen Charme verleihen. Die einzigartige japanische Harmonie wird durch eine sanfte Balance zwischen bestimmten, konkreten Elementen und der Einfachheit des Details in einem Gesamtarrangement erschaffen.

Dasselbe Prinzip wirkt in der Schönheitspflege. Das Make-up der Japanerin besteht aus dezenten, halbdurchsichtigen Tönen, die ihr Gesicht betonen hin zu einer durchscheinenden Weiblichkeit, die die Augen, Augenbrauen, Wangen, Lippen und die Haut nur mit sanften, perfekten Linien zeichnen. Kein Detail wird ausgelassen, und doch sieht das Gesicht harmonisch und natürlich aus. Die individuellen Züge und die Farben treten miteinander nicht in Wettstreit um die Aufmerksamkeit, sie rauben sich diese gegenseitig nicht. Das Make-up fällt kaum auf, obgleich sein unmißverständlicher Glanz zu erkennen ist.

Dieselbe Sorgfalt herrscht, was das Haar und die Frisur angeht. Zusammen mit den normalen Hautpflegetätigkeiten erhalten sogar die kleinsten Details der Erscheinung liebende und sorgsame Aufmerksamkeit. Die Ohren, gesalbt mit Öl, werden – religiös bedingt – saubergehalten von Wachs und Schmutz. Die Zähne werden nach jeder Mahlzeit geputzt, und zwar in einem präzisen Ritual, das umfassendes Reinigen und Polieren einschließt. Wenn die Augen ermüdet sind, nimmt man sich ein paar Minuten Zeit, sie zu kühlen, zu baden oder einfach für ein kurzes Schläfchen oder zum Dösen zu schließen. Die Augenbrauen sind gekämmt, poliert und in Form gebracht. Der endgültige Eindruck ist der einer perfektionierten Natürlichkeit.

Elegante Hände und Füße

Hände und Füße, obgleich weniger auffällig als Gesicht und Haar, sind dessen ungeachtet wesentliche Elemente des Gesamteindrucks eleganter Feminität; obgleich man vielleicht nicht geboren wurde mit solch kleinen, delikaten, wohlfarbenen Händen und Füßen, gutfrisiert und mit anmutigen Gesten, ist es dennoch möglich, einen wahrhaft liebenswürdigen, in des Wortes einfachstem Sinne raffinierten Effekt zu erzielen.

Das japanische Mädchen lernt, seine Hände zurückzuhalten, es bewegt sie wenig und nur sanft, und dies läßt sie schmaler und kleiner erscheinen als sie in Wirklichkeit sind. Wenn sie ruhen, werden die Hände unaufdringlich gehalten wie ineinandergelegte Seemuscheln oder schlafende Vögel. Auch während der Bewegung ist die Kontrolle wichtig, eine Ökonomie der Gestik, die Winzigkeit an Bescheidenheit und Taktgefühl, die nötig ist, eine leichte Dehnung des Handgelenks, eine leichte Rundung der Hand und der Finger, die Fingerspitzen geschlossen, die aneinander stoßen. Diese Aufmerksamkeit fürs Detail von Hand und Finger mag fast theatralisch wirken im Vergleich zu den Handbewegungen einer durchschnittlichen westlichen Frau, doch geht es mehr um den Unterschied zwischen einer Hand, die trainiert ist – wie bei einem Tänzer –, und einer untrainierten Hand.

Bei den Füßen ist dieselbe Zurückhaltung zu bemerken. Sie bewegen sich mit einer fast stilisierten Zartheit, die das Ergebnis eines jahrelangen Trainings seit der Kindheit ist. In den alten Tagen erzwang das Tragen des Kimonos diese feminine Kunst in der Bewegung, die Enge des Kimonos zwang also geradezu zur Anmut. Bis heute werden die kleinen Mädchen dazu angehalten, mit geschlossenen Beinen und Füßen zu sitzen und ruhig zu gehen, obwohl das Tragen des Kimonos nicht mehr unbedingt zum alltäglichen Bild des Lebens gehört. Selten sieht man die Art weitausholender Schritte westlicher moderner Frauen.

Die schöne Hand ist weichhäutig und weiß, mit unauffälligen Nägeln, die auf mittlere Länge geschnitten sind, weder lang noch kurz, oval. Schöne feminine Füße weisen dieselben Attribute auf. Die japanische Tradition tendiert zu Händen, die delikat und eher schwach wirken als zu kräftig, und zu schmalen Füßen mit kleinen, zarten Zehen.

Seit jeher haben die Japanerinnen ihren Fingernägeln große Aufmerksamkeit gewidmet. Sie wurden sehr gepflegt, poliert und in eine schöne Form gebracht. Danach bekamen sie als Lack ein subtiles, halbdurchsichtiges Rot mit einer Pflanzenfarbe: das Rot der Distel, das auch für die Lippen und die Wangen benutzt wurde; der Saft der roten Blüte des Gartenbalsams; oder der scharlachfarbene Saft vom Stengel des *Dokudami*. Das natürliche ruhige Glühen dieses

Rots befand sich in Harmonie mit dem japanischen Verständnis von Ästhetik. Das typische westliche Design des Nagellacks, das in Japan während der Meiji-Ära aufkam, erschien dagegen vulgär: zu glänzend, zu auffällig, zu künstlich. Die traditionellen Nägel waren eine Andeutung, während die neuen westlichen ein Statement darstellten. Sogar heutzutage werden Frauen, die in ihren Farben und Bewegungen zu laut sind, als von keiner guten Herkunft angesehen. Ihnen fehlt die gewisse Verfeinerung der Sitten. Viele Frauen benutzen überhaupt keinen Nagellack, und wenn sie ihn verwenden, ist die Farbe natürlich, matt oder halbdurchsichtig.

Eine japanische Methode, die nun auch langsam die anderen Teile der Welt erobert, ist das Feilen der Nageloberfläche. Mit einem feinen Schmirgelstein oder einer speziellen Feile wird die Nageloberfläche glattgeschliffen. So werden Rillen, Unebenheiten, Verdickungen, Ecken und alte verhärtete Stellen entfernt. Danach folgt eine zweite, zartere Politur, die den endgültigen Glanz bewirkt. Den letzten Schritt stellt ein drittes Polieren mit einem sämischledernen Polierbeutelchen und einer Poliercreme dar. Das Ergebnis sind Nägel mit einem natürlich rosigen Schimmer, so glänzend wie hellrosa Meermuscheln, seidenweich. Solcherart rosig-polierte Nägel bedürfen einer Erneuerung nur dann, wenn sie herausgewachsen sind. Dann wird die Prozedur wiederholt, doch nur an dem neugewachsenen Stück, denn die Wiederholung des Feilvorgangs kann zu gefährlich dünnen Nägeln führen. Finger- wie auch Fußnägel können in dieser Art verschönert werden.

Die Nägel sind erst dann wirklich schön, wenn alles andere auch stimmt; und die grundsätzliche Hand- und Fußpflege ist einfach genug. Die wesentlichen Schritte sind dabei: die Hornhaut zu entfernen, rauhe oder trockene Haut aufzuweichen, die Haut aufzuhellen, wenn das erwünscht ist, für genügend Feuchtigkeit zu sorgen und zu schützen. Zum benötigten Instrumentarium gehören ein Bimsstein, etwas Kamelienöl, ein bißchen Braunzuckersirup, eine frische Zitrone und vielleicht auch ein Gesichtswaschbeutel mit Reiskleie.

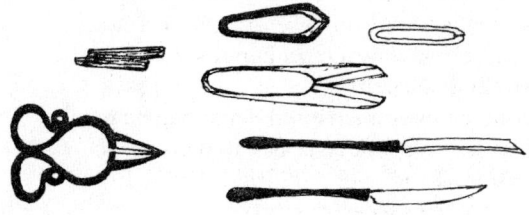

Die Schritte der Hand- und Fußpflege

* Entferne Hornhaut und harte, rauhe Haut während des Schrubbprozesses, der dem einweichenden Sitzen im heißen Wasser beim Baderitual vorangeht. Reibe dabei mit einem natürlichen Bimsstein in kleinen kreisenden Bewegungen über diese Stellen; wenn es täglich geschieht, bewirkt dies gute Resultate.
* Eine kleine Nagelbürste ist nicht nur eine gute Methode, die Finger- und Zehennägel zu säubern, sie wirkt gleichzeitig auch anregend auf diese Bereiche.
* Trage Behandlungen, Öle oder Cremes *nach* dem einweichenden Sitzen im Bad auf Hände und Füße. Oder, eine andere Möglichkeit, man kann dies auch während des Weichens tun, indem man die Packung, die man auftragen will, auch auf Hände und Füße gibt und diese während des Einweichens aus dem Wasser herausstreckt.
* Nachdem die Packung von Händen und Füßen abgespült ist, trage ein Öl oder eine Creme auf, massiere es ein und konzentriere dich dabei auf rauhe Stellen, auf Hornhaut und auf die Nägel und die Nagelhaut. Schiebe letztere mit einem Wattestäbchen zurück.
* Schneide und feile die Nägel in die gewünschte Form.

Kamelienöl und Reiskleie (für die tägliche Pflege)

Ein tägliches sanftes Schrubben und Massieren der Füße und Hände mit dem Reiskleie-Waschbeutel (das wird die Haut klären, aufhellen, nähren und schützen), gefolgt von ein paar Tropfen Kamelienöl, das direkt auf die Nägel und Nagelhäute nach dem Baden aufgetragen wird, wobei wir dann zum Schluß mit den leicht eingeölten Händen reibend über Hände und Füße gleiten, wird als tägliches Grundpflegeritual genügen. Die Nagelhäute können nach dem Ölauftragen zurückgeschoben werden.

Behandlung mit Braunzucker, Zitrone und Kamelienöl (wöchentliche Pflege)

Um rauhe Haut aufzuweichen, die Haut schön hell und strahlend werden zu lassen und um genügend Feuchtigkeit aufzunehmen, führe eine wöchentliche Behandlung mit Kamelienöl durch, das vermischt ist mit Braunzuckersirup oder mit frischem Zitronensaft. Beide Mischungen sollten jeweils gut in die Hände und Füße einmassiert werden und dann zwanzig Minuten einwirken. Die beste Anwendung findet nach dem Bad statt; sie darf nicht mit Seife abgespült werden, sondern nur mit warmem Wasser.

Düfte

Es gibt in Japan eine alte Tradition der Verwendung von Räucherstoffen – sowohl in brennbarer als auch in nichtbrennbarer Form –, als einem Aromatikum zum Parfümieren von Haar und Kleidung, und um sanft auf die Atmosphäre im Haus einzuwirken. Basierend auf Dufthölzern wie Kiefer, Sandelholz, Zimt, Kampfer und japanische Eibe, aromatischen Pflanzen und Gewürzen wie Nelke, Fenchel und Süßholz sowie tierischen und mineralischen Duftstoffen wie Moschus und dem Pulver der Spiralenmuschel, ist dieses japanische Räucherwerk subtil und interessant, selten süß oder schwer, und niemals schwül oder den Atem benehmend.

Westliche Parfüms kamen in Japan während der Meiji-Ära auf und erlangten ein gewisses Maß an Popularität, doch wurden sie von den japanischen Frauen immer nur halbherzig aufgelegt. Über die Jahrhunderte hinweg hatten die Japaner einen ungemein feinen Sinn für Düfte entwickelt; was auf japanisch in Redewendungen umgesetzt ist wie »einem Duft zuhören« oder »einen Duft hören«, ist letztendlich der Ausdruck dafür, wie wichtig man diesen Geruchssinn als zu einem kultivierten Individuum gehörend definierte. Die schrillere, aggressivere Natur der fremdländischen Parfüms und Eau de Toilettes muß überwältigend laut gewesen sein. Ihnen fehlte die stille, mysteriöse Subtilität, die dem japanischen Schönheitssinn innewohnt, und die sich in nichts so gut zeigen kann wie im Reich der Düfte – Düfte, die am ausdrucksvollsten gerade dann sind, wenn sie eigentlich fast nicht existieren, ein Hauch, eine Emanation, eine Suggestion und fast nur ein Gefühl zu sein scheinen.

Duftstoffe und Räucherwerk umfassen einen Bereich, in dem Magie ihren Platz hat, Religion und die Geister der Vorfahren, Götter, Verführung und Sex, Poesie, Erinnerung, Mode, rituelle Reinigung, Zelebration, Gebet und der Zustand der Meditation. Die Fähigkeit von Düften und Räucherwerk gespürt zu werden und doch nicht dazusein, gibt ihnen eine Art transdimensionaler Qualität. In Japan wie auch in einigen anderen Teilen der Welt wird den Räucherstoffen die Fähigkeit zugesprochen, zwischen der sichtbaren Welt und dem Unsichtbaren einen direkten Kanal öffnen zu können, wo die Götter, die Ahnen und die guten Schutzgeister, die vor dem Bösen bewahren, zu Hause sind.

Ein in der frühen japanischen Literatur immer wieder vorkommendes Bild ist die Heldin, die in Erwartung ihres Liebhabers Duftstoffe verbrennt; das Verstreichen der Zeit, das durch das Niederbrennen des Räucherwerks markiert wird, erleichtert das Warten. Der duftende Rauch kreiert eine Atmosphäre von Charme und Geist und gibt dabei der Vergänglichkeit noch eine andere Note. Einst gab es Duftglocken, Behältnisse für Räucherwerk, die Rauchöffnungen besaßen, die bestimmte Zeitmarken darstellten, so daß beim Aufsteigen des Rauches durch ein bestimmtes Loch daran die Zeit abgelesen werden konnte.

Den Kimono zu parfümieren war ehedem ein Muß, und zu diesem Zweck gab es verschiedene Methoden. Die eine Art war, die Substanz in einem *Fusego* zu verbrennen, einem speziell dafür vorgesehenen Behältnis, das auf ein Räucher-Öfchen gesetzt war. Darüber wurde ein Kimono-Räuchergestell errichtet, über das der Kimono ausgebreitet wurde. Diese Methode wurde als weniger fein erachtet als die rauchlose *Kakekou*-Methode. Das *Kakekou*, ein Beutelchen aus Seidenbrokat, sehr schön anzuschauen und mit einem kunstvoll gelegten Seidenband oder einer Kordel zugeschnürt, nahm in sich die Duftaromastoffe auf – gutriechende Hölzer und Rinden, gehäckselte aromatische Gräser oder zerstoßene Blätter. Aus diesen Substanzen wurde eine Paste gerieben, oder eine Mischung aus wohlriechenden pulverisierten Kräutern wurde hergestellt, die dann in das *Kakekou* hineingesteckt wurden, das in einem Schrank oder in den Schubladen der Kimonoschränke die Luft und Kleider mit seinem Duft durchdrang.

Einen wundervollen Effekt ergab das Tragen von solchen Duftbeutelchen, die entweder in die Unterwäsche, den Unterkimono oder in den Kimonogürtel gesteckt wurden. Manchmal band man auch zwei Beutel zusammen, hängte sie um den Nacken und ließ sie in den weiten Ärmeln des Kimonos verschwinden. Wie jeder weiß, der auch nur einige wenige Minuten in einem rauchigen Raum verbringen mußte, scheint das Haar eine besondere Affinität zu Rauch jeder Art zu haben. Dies machten sich die Frauen früherer Zeiten zunutze. Sie parfümierten ihr Haar mit Räucherwerk, allerdings mit wohlduftendem. So aromatisiertes Haar besitzt einen reichen Wohlgeruch, den kein Parfüm je erreichen kann.

Im alten Japan aromatisierten die Frauen ihr schönes, langes Haar während der Nacht, wenn sie schliefen. Es war damals Mode, den Kopf nachts auf eine hohe Stütze aus Porzellan oder Lackholz (*Urushi*, A. d. Ü.) zum Schlafen zu legen. In dieser Stütze waren Löcher, durch die ein unter der Stütze angebrachtes Räucherwerk seinen wohlduftenden Rauch entweichen lassen konnte, um schönem Haar zu gutem Duft zu verhelfen. Es ist dies keine empfehlenswerte Methode für die moderne Frau, derselbe Effekt kann sicherlich erreicht werden, wenn der Rauch von einem guten Räucherwerk gleich nach dem Waschen ins noch feuchte Haar gelangt. Die Wirkung ist kaum zu spüren und dennoch mit einer warmen, natürlichen Grundnote deutlich.

Wie in diesem Buch bereits an anderer Stelle berichtet wurde, nahm man ätherische Öle und Duftstoffe auch als Ingredienzen in Ölen, Salben und Wachsen auf sowohl für Haut- als auch für Haarpräparate. Sie waren so zusammengestellt, daß sie einen leichten, kaum wahrnehmbaren Duft verbreiteten, eine zarte Note, so als wären sie eine sensible Verkörperung der Weiblichkeit selbst.

Um ein ähnliches Öl mit diesem japanischen Duft herzustellen, kann man ein unparfümiertes Öl mit etwa 25 Tropfen eines ätherischen Öls pro 50 ml versehen (als Trägeröl mag Kamelien- oder Distelöl dienen). Solch ein Öl kann fürs Gesicht, fürs Haar, für den Körper oder zum Baden benutzt werden. Kiefer, Süßholz, Nelke, Sandelholz, Fenchel, Zimt, Kampfer oder Borneol gibt eine japanische Duftnote.

Das Bad ist natürlich eine andere Quelle, um dem Körper einen angenehmen Duft zu verleihen. Iris bzw. Schwertlilie, Zitrone oder Mandarine, Rose, Chrysanthemen, Perilla, Geißblatt und Ingwer – sie alle geben dem Bad einen leichten Duft, der dann später um die Gebadete wehen wird.

Als das erste westliche Parfüm in Japan auftauchte, wurde den Frauen empfohlen, es zu verwenden, indem sie ein paar Tropfen davon in einer Schüssel auflösten, um darin Hände und Gesicht zu waschen. Die Informationen besagten weiter, daß westliche Frauen solche Parfüms nicht nur direkt auf die Haut tupften, sondern auch auf ihre Kleidung und in die Taschentücher, und daß sie außerdem parfümierte Öle ins Haar rieben. Die allgemeine Annahme war – und sie hat sich in einem gewissen Maße bis heute gehalten –, daß all diese Parfümierung dazu gedacht war, einen unangenehmen Körpergeruch zu verdecken, eine »Krankheit«, von der man in Japan glaubte, daß die westlichen Menschen daran leiden würden.

Obwohl die traditionellen wie auch westlichen Parfüms heute in Japan überall zu kaufen sind, begegnet einem selten eine Frau, die einen intensiven direkten Geruch ausströmt – in der Tat ist sie, falls sie es doch tut, damit Vorhaltungen ihrer Lieben ausgesetzt, daß sie sich zu sehr herausstelle und daß ihr der rechte Sinn für Geschmack und Feinheit fehle. Die Japaner beanspruchen für sich, den persönlichen und natürlichen Körpergeruch vorzuziehen, den Geruch, den ein gesunder, sauberer, gebadeter Körper verströmt. Wenn ein Duft benutzt wird, so ist er in solch winzigen Mengen gegenwärtig, daß er praktisch nicht wahrnehmbar ist, zumindest nicht für eine untrainierte Nase.

Wie Räucherwerk anzuwenden ist

1. Die Räucherutensilien werden auf einem schönen Tablett arrangiert, und zwar in einem Dreieck: der *Kouro* (Brenner) an der Spitze, der *Kouako* (das Behältnis fürs Räucherwerk) links und der *Koubashi* (Räucherstäbchen) rechts. Beachte die Schönheit der Anordnung.
2. Das Feuer für den *Kouro* muß von *Tadon* (Holzkohle) gemacht werden. Tadon sollte aus gutgerösteten Walnußschalen und Kiefernzapfen hergestellt sein, die miteinander mit einem dünnen Klebstoff zusammengeklebt sind.
3. Forme die Asche zu einem Rhombus. Dabei sollte die Asche so oft bewegt werden, daß dies einer geraden Zahl entspricht; eine ungerade Zahl ist ungünstig.
4. Wenn *Takimono* gemacht wird (Stäbchen für den Raum), braucht die Asche nicht gepreßt zu werden. Statt dessen kann ein *Gibon* benutzt werden (ein kleines Tablett mit Gold- oder Silberblättern, das zwischen dem Feuer und dem Rauchwerk steht).
5. Um einen guten *Kakekou* (Duftbeutelchen) zu machen, muß man lernen, die aromatischen Substanzen in der richtigen Weise zu mischen sind. So können zum Beispiel Borneol, Moschus, Nelke, süße Kiefer und Sandelholz in einem Verhältnis von 5 zu 6 zu 2 zu 2 zu 1 zusammengemischt werden.

Kakekou, das *Kyara* enthält (japanische Eibe), ist besonders gut. Man kann die Beutel zwischen die Lagen eines zusammengelegten Kimonos tun oder es von einem Kimonohänger herabhängen lassen. Während des heißen Sommers muß darauf geachtet werden, das die Duftbeutelchen einen leichten Duftstoff enthalten. Ein zu schwerer Duftstoff zeigt einen Mangel an Eleganz. Für Kimonos ist *Kyara* am besten. Die beste Weise, einen Kimono zu parfümieren, ist, einen Duftbeutel während des Tragens zu benutzen. Die andere Methode mit dem Gestell, wie zuvor beschrieben, ist viel umständlicher.

Aus: *Onna Chouhouki,* 1692

Was Räucherwerk bewirkt

Räucherwerk kann sogar einen gnadenlosen Gott rühren.
Räucherwerk kann uns reinigen.
Räucherwerk nimmt die Gifte vom Körper weg.
Räucherwerk kann helfen, wach zu bleiben.
Räucherwerk kann ein guter Freund sein, wenn wir allein sind.
Räucherwerk kann uns helfen, Momente der Besinnung zu finden,
sogar an den geschäftigsten Tagen.
Räucherwerk kann sowohl in großen wie auch kleinen Mengen
benutzt werden.
Räucherwerk kann lange aufgehoben werden, es wird nicht schlecht.
Räucherwerk kann jeden Tag verwendet werden.

Ikkyu, ein Priester der buddhistischen Rinsai-Sekte
aus der Muromachi-Ära

Anmut

Der Körper wird wahrhaft schön nur durch die Anmut der Bewegung: die Art
zu sprechen, die Stimme, ihr Ton und ihr Timbre, den Ausdruck des Gesichts,
der Blick der Augen, all das trägt dazu bei. Anmut ist ewig, oberflächliche
Schönheit nicht. Anmut ist der direkte Ausdruck der inneren Natur, und sie
kann die Oberfläche transzendieren, jedes Gesicht und auch einen »langweili-
gen« Körper verschönern, weil die Harmonie aus dem Innern durchscheint.

Anmut kann man am besten als Bewußtheit definieren: Der Geist, der im
Körper wirkt, ist sich seiner Wirkung auf andere bewußt, seiner Beziehung zum
Raum. Die kontrollierte Bewegung, die durch das Tragen bestimmter Kleidung
hervorgerufen wird, ist eine Form von Körperbewußtheit, die von außen indu-
ziert wurde. Wir sind beeinflußt und geschaffen durch die Kleidung, die wir
tragen, durch die Räume, in denen wir uns bewegen.

Anmut zu kultivieren ist einfach: Sie scheint natürlich zu sein, kommt von innen.
Ob wir ein Abendkleid aus feiner Seide anlegen, einen Kimono oder ein fließendes
Gewand – jede Kleidung von großer Schönheit, deren Niveau wir uns im Fluß
unserer Bewegung anpassen, ihrer Weichheit und Weiblichkeit, hilft uns dabei.

Daikon Deodorant

*Der riesige weiße Daikon-Rettich
ist eines der am häufigsten
benutzten Gemüse in der japanischen Küche. Den Daikon liebt
man (entweder roh oder
gekocht) wegen seines klaren,
sauberen Aromas und seiner
schönen Struktur und auch
wegen seiner entgiftenden,
reinigenden, klärenden Eigenschaften. Er soll – äußerlich
angewendet – ebenfalls
entgiften, was man sich zunutze
macht, um ihn als Geruchs-
neutralisation einzusetzen.*

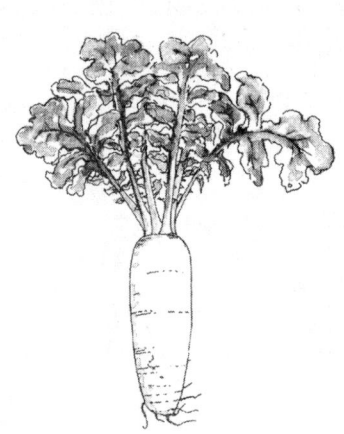

Wirkung: Reinigt und entgiftet und neutralisiert unerwünschte Gerüche.

Indikationen: Empfohlen als Achsel-Deo-
dorant.
Für alle Hauttypen.
Anwendung täglich.

Bestandteile: Daikon-Rettich.

Herstellung: Rasple ein Stück Rettich auf
einem Daikonraspler oder einer Reibe,
dann quetsche die Raspeln durch ein Tuch,
um den Saft zu erhalten. Entferne die Raspeln.
Der Saft kann zwei bis drei Tage im Kühlschrank aufgehoben werden.

Anwendung: Trage den Daikonsaft nach
dem Baden auf einen Baumwollpad oder
ein Tuch auf und tupfe ihn sorgfältig in die
Achselhöhle.
Wiederhole dies während des Tages sooft
wie nötig.

Anhang

Anleitung zur Anfertigung von Hilfsmitteln

Wie man den Gesichts- oder Körperwaschhandschuh herstellt

Die nachfolgende Illustration gibt das Grundmuster für den Gesichtswaschlappen (kleine Größe) und den Bade-/Körperschrubb-Handschuh (größere Form) an. Für beide sollte nur hundertprozentig ungebleichte, weiße Baumwolle oder Seide verwendet werden. In Japan benutzt man oft ein baumwollenes *Tenugui,* um den Körperwaschhandschuh zu nähen. (Ein besonders langer Schrubb-Handschuh für den Körper, der sehr nützlich zum Rückenschrubben ist, kann aus zwei zusammengenähten *Tenuguis* gemacht werden.)

Um jeden dieser Handschuhe herzustellen, werden zwei Stücke Stoff, die in der angegebenen Größe zurechtgeschnitten sind, an drei Seiten zusammengenäht, die vierte Seite bleibt offen, durch sie können wir die Ingredienzen hineinstecken. Nach dem Füllen wird der Handschuh sehr sorgfältig mit einem Band zusammengebunden. So ist er für den Gebrauch fertig. Zwischen den Anwendungen sollten die Handschuhe zum Trocknen aufgehängt werden. Alle paar Tage sollten sie in der Waschmaschine durchgewaschen werden, um sie von Keimen freizuhalten.

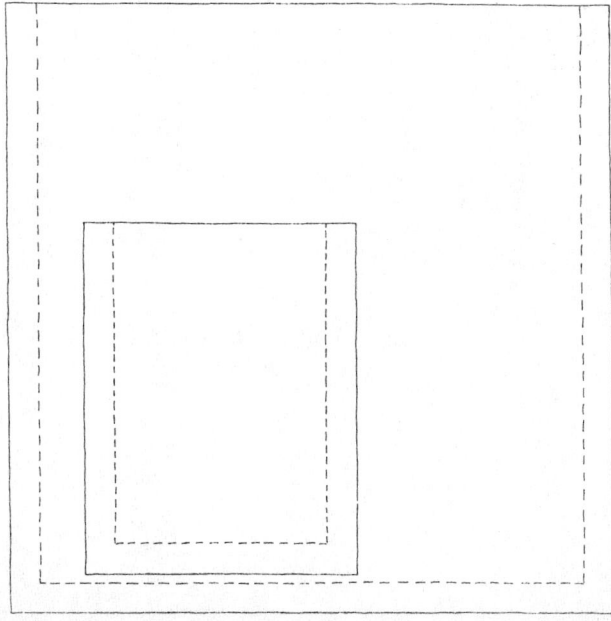

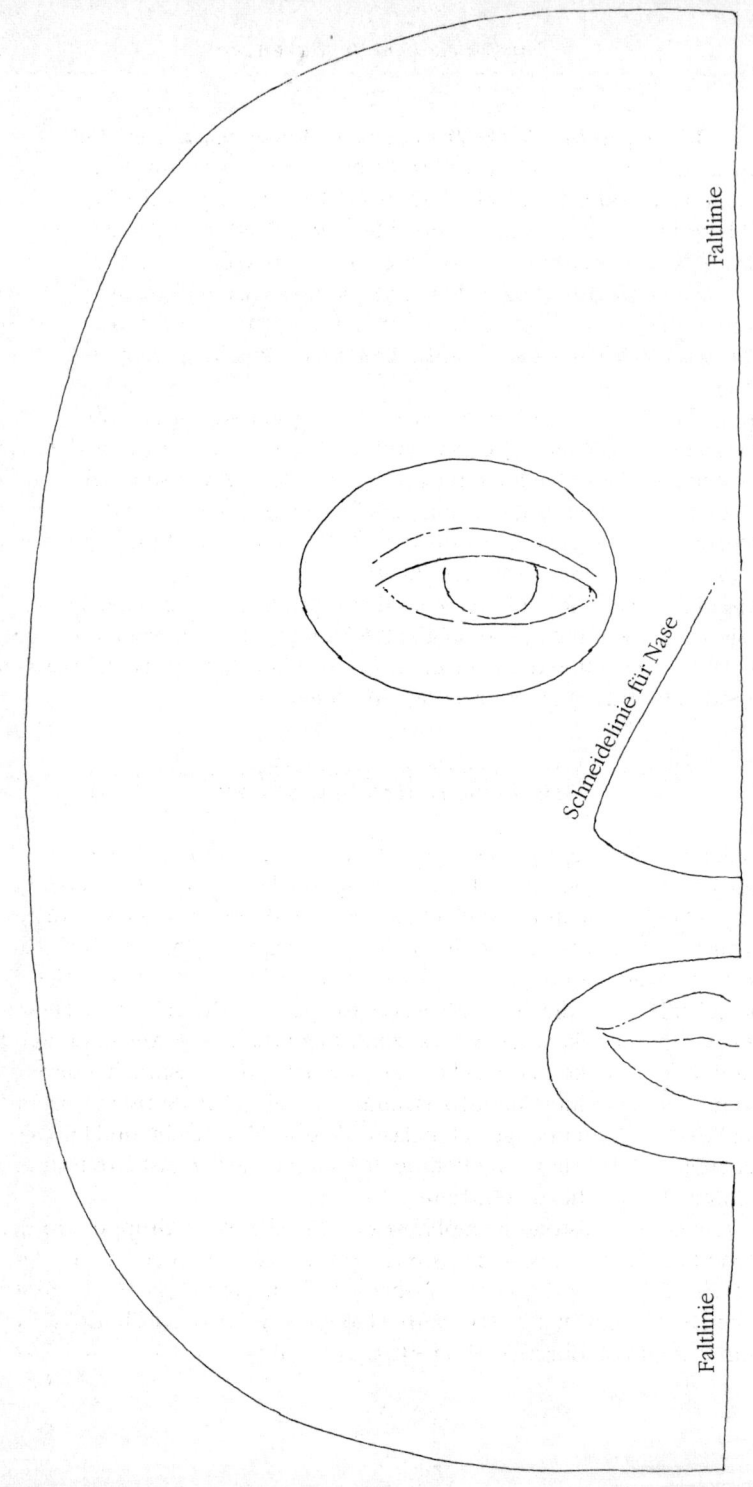

Faltlinie

Schneidelinie für Nase

Faltlinie

Wie man die Maske für die Gesichtspackung herstellt
Nimm dafür entweder dünnes Reispapier – farblos und ungebleicht – oder
Musselin, Gaze oder Käsetuch. Mach eine Vorlage, indem du die Maske der
Abbildung links auf ein Stück Pappe überträgst. Falte nun den Stoff oder das
Papier in der Mitte zusammen und lege die Pappevorlage darüber, und zwar
so, daß die Gesichtsmitte auf den Stoff- oder Papierbruch zu liegen kommt.
Zeichne nun die Linien auf den Stoff nach und schneide die aufgezeichnete
Maske aus. Wenn Papier oder Stoff dünn genug sind, kann man mehrere Mas-
ken gleichzeitig herstellen.

Um die Maske zu benutzen, fülle die Packungsflüssigkeit oder die -creme in
einen flachen Suppenteller, der so groß oder etwas größer ist als die Maske.
Dann lege die Maske flach darauf und laß sie die Packungsflüssigkeit aufsaugen. Nun ist es soweit: Lege die mit dem Packungsliquid getränkte Maske aufs
Gesicht und streiche sie mit einem Tuch glatt. Um sie zu entfernen, zieh sie von
der Stirn her nach unten vom Gesicht ab.

Für einige Packungen, die nicht so flüssig sind, besonders solche, die sehr
dick sind und nicht gut am Gesicht haftenbleiben, wird die Papier- oder Stoff-
maske auf die Packung draufgelegt, um sie festzuhalten. (Es ist das beste, sich
während der Wirkzeit einer Packung hinzulegen.)

Hinweise zu den Ingredienzen

Jedes der in den Rezepten enthaltenen Ingredienzen ist in der folgenden Anleitung definiert: Üblicher deutscher Name; japanischer Name; lateinischer Name.
Falls das Mittel ebenfalls in der chinesischen kräutermedizinischen Tradition ge-
bräuchlich ist, ist auch der chinesische Name angegeben, um den Kauf in einem
chinesischen Laden oder einer Apotheke zu erleichtern. Wenn der chinesische
Name genannt ist, ist die Reihenfolge: deutsch; japanisch; chinesisch; lateinisch.

Hinweis: Bei unbekannten Substanzen ist es ratsam, vor Anwendung einen
Test auf Verträglichkeit zu machen. Mische dafür die entsprechenden Ingredienzen in einer kleinen Menge zusammen und trage die Substanz am Innen-
arm nahe der Ellbogenbeuge auf, belasse sie dort über Nacht, und falls sich an
dieser Stelle auf der Haut eine Rötung, Irritation o. ä. zeigt, ist es ratsam, diese
Anwendung etc. nicht zu benutzen.

Die folgende Auflistung ist alphabetisch. Es gibt sechs Gruppen, in denen
ähnliche Substanzen zusammengefaßt sind: Fisch und Meeresfrüchte; Pflau-
men-*(Ume-)*Produkte; Reis und Reisprodukte; Seetang (Algen); Soyabohnen
und Soyabohnenprodukte; Tee. Substanzen, die im Text erwähnt sind und in
keinem Rezept vorkommen, sind nicht enthalten.

Ackerschachtelhalm; Sugina; Equisetum Arvense (Equisetaceae): Stengel. Im Frühling und Sommer wild in Wäldern und feuchten Wiesen, ansonsten in Apotheken zu bekommen.

Aloe; Rokai; Lu Hui; Aloe Vera, A. Arborescens, A. Barbadensis (Liliaceae): Blattgel. Frische Blätter können in Plastikfolie eingewickelt im Kühlschrank aufbewahrt werden. Man kann es kaufen als lebende Pflanze in Baum- und Pflanzenschulen, als Extrakt in Bioläden oder im Reformhaus, in Kräuterläden und in chinesischen Apotheken.

Aprikosen; Anzu; Xing Ren; Prunus Armeniaca L. (Rosaceae): Früchte und Kerne (Kerne sind in hohen Dosen giftig). Die Früchte sind in der Saison in Gemüse- und Obstgeschäften erhältlich, die Kerne oder das Kernöl in Kräuterläden und chinesischen Apotheken.

Auberginen; Nasu; Solanum Melongena, S. Esculentum: Fruchtfleisch, Calyxe. Die japanischen Auberginen sind in der Form kleiner als die amerikanischen; so nehme man die kleinsten davon oder die aus den Mittelmeerländern.

Azukibohnen; Azuki; Hong Tou; Phaseolus Species: Samen. Azukibohnen sind kleine, glänzende, dunkelrote Bohnen. Man bekommt sie in Supermärkten und chinesischen/orientalischen Märkten und Bioläden.

Baking Soda; Juso oder Itansan Suiso Natoryomu; Sodium Bicarbonat: Mineral in Pulverform; überall erhältlich, (Natron, erhältlich in Apotheken)

Benzoe; Benzoin; Styrax Benzoin, S. Tonkinensis: Gummi, Tinktur. Erhältlich in Apotheken, Drogerien, Kräuterläden.

Bergamotte; Kankitsurui No Isshu; Citrus Bergamia: Fruchtschalen und Fruchtschalenöl. In Kräuterläden als (ätherisches) Öl erhältlich.

Birne; Nashi; Pyrus Communis: Ganze Frucht.

Brauner Zucker; Kurozato; Saccharum officinarum: Zuckerrohrextrakt. Er ist die am wenigsten raffinierte Form von Zucker, dunkelbraun in der Farbe, feucht und in Brocken. Hat strenges, melasseartiges Aroma und Geschmack, und man kann auch an seiner Stelle Melasse nehmen. Im Bioladen erhältlich.

Buchweizen; Soba; Fagopyrum Esculentum: Samen. Buchweizen bewirkt bei einigen Personen allergische Reaktionen, wenn es innerlich oder äußerlich angewendet wird. Man bekommt es als Samen, Grütze oder als Mehl im Bioladen/Reformhaus.

Chinesische Pflaume; Sumomo; Yu Li Ren; Prunus Japonica, P. Chinensis (Rosaceae): Fruchtkerne und Kernöl. In Chinesischen Apotheken erhältlich.

Chinesische Quitte; Karin; Mu Gua; Chaeomeles Sinensis Koeh (Rosaceae): Früchte. In Chinesischen Apotheken erhältlich.

Chlorella; Kurorera; Chlorella: Mikroskopisch kleine grüne Algen, gemahlen. In Bioläden, Reformhaus erhältlich.

Chrysantheme; Shungiku; Ju Hua; Chrysanthemum Species (Compositae): Die eßbaren grünen und gelben Blüten. In Japanläden im Herbst erhältlich.

Daikon; Daikon; Raphanus Sativus L. (Crucifereae): Wurzel, Samen und Blätter. Der riesige Daikonrettich ist eine weiße Wurzel, die gewöhnlich etwa fünfzig Zentimeter lang ist und etwa zwei Kilo wiegt. In der Form erinnert sie an das robuste Bein eines jungen Mädchens. Beim Kauf nimm solche Wurzeln, die fest sind, keine Runzeln in der Haut haben und in der Farbe von halbdurchsichtigem Weiß sind. Kann bis zu zwei Wochen im Kühlschrank aufgehoben werden. (Der deutsche Riesenrettich ist genau richtig.) Das Zerkleinern sollte jeweils erst kurz vor dem Verbrauch erfolgen. Getrockneter Daikon, *Kiriboshi* Daikon, kann an einem trockenen Ort aufbewahrt werden und muß vor dem Verbrauch sechzig Minuten in warmem Wasser eingeweicht werden.

Distel; Benibana; Hong Hua; Carthamus Tinctorius L. (Compositae): Blüten, Samen, Samenöl. In Bioläden und im Reformhaus erhältlich.

Ei; Tamago: Eiweiß und Eigelb. In der japanischen Tradition werden nicht nur Hühnereier verwendet, sondern auch Wachteleier, *uzura no tamago.* Letztere sind etwa 2 1/2 cm groß, und braungrau gesprenkelt. Zwei Wochen im Kühlschrank haltbar.

Erdbeeren; Ichigo; Frageria Vesca: Früchte.

Feige; Ichijiku; Ficus Carica: Blätter, der Saft aus dem Stengel.

Fenchel; Uikyou; Hui Xiang; Foeniculum Vulgare Mill (Umbelliferae): Früchte, Samen, Blätter und Stengel.

Fisch und Meeresfrüchte – Sakana

Bonito; Katsuo; Karpfen, Koi; Muschel, Asara; Aal, Unagi; Makrele, Saba; Auster, Kaki; Rogen, Sakana no Hararago; Sardine, Iwashi; Seegurke, Namako; Seeigel, Uni; Garnele, Ebi: Fleisch und von einigen die Knochen. Obgleich man Bonitofisch und Sardinen auch getrocknet bekommen kann, sollte man versuchen, frischen Fisch bei einem Fischhändler zu erhalten; in Städten mit einer großen chinesischen oder japanischen Gemeinde sind sie zu bekommen.

Früchte; Kudomono: siehe unter der entsprechenden Frucht.

Geißblatt; Suihazura; Jin Yinhua; Lonicera Japonica Thunb (Caprifoliaceae): Ganze Pflanze. In Apotheken erhältlich.

Gerste; O-mugi; Mai Ya; Hordeum Vulgare (Graminae): Getreidekörner und getrocknete Keimsprossen, die auf Japanisch *O-mugi Wakaba* heißen. Zu bekommen als Korn in Supermärkten und Naturkostläden und als Gras oder Sprossen in Naturkostläden.

Ginseng; Chousen; Ren Shen; Panax Ginseng (Araliaceae): Wurzeln. In Naturkostläden und Apotheken erhältlich.

Grüne Blätter; Happa: Grüner Pfeffer; Piman; Capsicum Anuum: Fruchtfleisch. Der japanische Pfeffer ist kleiner, dünnhäutiger und delikater im Aroma als die amerikanische Sorte. Kann auch durch die europäische Sorte ersetzt werden.

Gurke; Kyuri; Cucumis Sativus: Fruchtfleisch, Saft. Die Japanische Gurke ist kleiner, hat unreife, verkümmerte Samen, eine dünnere Haut und ist knackiger als die amerikanische Gurke. Nimm die jüngeren und kleineren der amerikanischen Art.

Haifischleberöl; Same No Kimo No Yu: Auch Squalene genannt in Amerika. In Bioläden erhältlich.

Hirse; Kibi; Panicum Milliaceum: Körner. Im Bioladen und Reformhaus erhältlich.

Honig; Hachimitsu; Feng Mi; Apis Mellifera (Apidae)

Ingwer; Shoga; Gan Jiang; Zingiber Officinale Rosc (Zingiberaceae): Wurzelgeflecht. Ingwer ist frisch, wenn die Haut fest und gespannt ist. Entferne die dünne frische Haut erst kurz vor dem Gebrauch. Er kann in Folie gehüllt im Kühlschrank aufbewahrt werden, in feuchtem Sand, oder eingefroren werden.

Japanische Zypresse; Hinoki; Chamaecyparis Obtusa: Aromatisches Holz. Zypressenöl vom Libanon ist als ätherisches Öl in Reformhäusern erhältlich.

Kabocha; Hokkaido Kürbis; Kabocha; Cucurbita Moschata (Cucurbitaceae): Fruchtfleisch und Samen. Der *Kabocha* ist ein grünhäutiger Winterkürbis mit leuchtendorangefarbenem Fleisch, etwa 10 cm hoch und 15 cm im Durchmesser. Wird im Herbst reif und ist auch immer mehr in Bioläden zu finden.

Kamelienöl; Tsubaki Abura; Camellia Linné Japonicus (Theaceae): Die Kerne oder Nüßchen, das aus ihnen gepreßte Öl werden verwendet. In manchen Bioläden erhältlich.

Karotte; Carrot; Ninjin; Daucus Carota: Wurzeln, Blätter. Überall zu haben.

Kartoffeln; Jagaimo; Solanum Tuberosum; Tubers: Die asiatischen Sorten sind etwas anders, doch können unsere europäischen Kartoffeln verwendet werden.

Kirschbaum; Sakura; Prunus Nipponica: Rinde, Blüten. In Kräuterläden erhältlich.

Klette/Butzenklette; Gobou; Ni Bang Zi; Arctium Lappa (Compositae): Wurzel, Blätter und Samen. Die Klettenwurzeln sind normalerweise etwa 60 cm lang, zur Wurzel hin spitz zulaufend, an der dicksten Stelle 2 cm im Durchmesser. Die rauhe braune Haut sollte nicht entfernt werden, sondern vor der Verarbeitung nur mit einer harten Wurzelbürste abgeschrubbt. Nach dem Zerschneiden lege die Wurzel in kaltes Wasser für etwa fünfzehn Minuten. Dieses Einweichwasser kann innerlich oder äußerlich angewendet werden. Klettenwurzel ist frisch, wenn sie fest ist und keine Runzeln aufweist. Im Kühlschrank läßt sie sich mehrere Wochen aufheben. Im Bioladen/Reformhaus erhältlich.

Knoblauch; Ninniku; Allium Sativum (Liliaceae): Die Knollen. Japanischer Knoblauch ist milder als amerikanischer. Auch der europäische kann verwendet werden.

Kohl/Chinakohl; Kyabetsu/Hakusai; Pe Tsai; Brassica Oleracea/Brassica Campestris: Blätter. Sowohl der Rundkohl als auch der spitze Chinakohl, der weiß bis hellgrün ist und süßer im Geschmack, werden verwendet. Im Bioladen erhältlich.

Kuzu; Kuzu; Ge Gan; Dueria Thunbergiana Benth (Leguminosae): Gekochte, gemahlene Wurzeln, von allen Verunreinigungen befreit. Dies ist der *Kudsu*-Wein, der manche Gebiete im amerikanischen Süden und Nordosten befallen hat. Das Kuzupulver wird oft fälschlicherweise als Arrowroot bezeichnet, obwohl diese nicht vergleichbar sind und Arrowroot nicht als Ersatz für *Kuzu* genommen werden kann. Gut verschlossen an einem trockenen Ort aufbewahren. In Japanläden erhältlich.

Limone; Yuzu; Citrus Medica (Rutaceae): Früchte und Fruchtschalen. In Wirklichkeit eine Verwandte der Zitrone oder cédrat, ist die *Yuzu* eine gelbe, rauhhäutige Zitrusfrucht von der Größe einer Mandarine und von leicht ovaler Form. Getrocknet in chinesischen Apotheken erhältlich.

Lotus; Renkon; He Ye; Nelumbo Nucifera (Nymphaeaceae): Die gesamte Pflanze, speziell die Wurzeln. Eine pittoreske Pflanze; sie kommt in Stücken in den Handel, meist etwa 13 cm lang und im Durchmesser 6 cm. Wenn sie frisch ist, ist sie elfenbeinfarben und fest. Kann wie Kartoffeln gelagert werden, doch sobald sie einmal angeschnitten ist, muß der Rest innerhalb von ein bis zwei Tagen verbraucht werden. Für die

Zubereitung schälen, in gesäuertem oder gesalzenem Wasser in Stücke geschnitten dreißig Minuten einweichen. Danach sogleich verbrauchen. Getrockneter Lotus muß zwei Stunden eingeweicht werden; vor dem Gebrauch ausdrücken. Frisch gibt es ihn im Herbst und Winter in Japanläden.

Löwenzahn; Tanpopo; Pu Gong Ying; Taraxacum Officinale Weber (Compositae): Wurzelstock, Wurzel, Blätter und der Saft aus dem Stengel.

Luffa; Hechima; Si Gua Luo; Luffa Cylindrica Roem, L. Aegyptiaca (Cucurbitaceae): Fruchtfasern, Weinsaft. Zu bekommen als getrockneter Waschschwamm in Drogerien und manchen Bioläden.

Mandarinen; Mikan; Chen Pi; Citrusreticulata (Rutaceae): Früchte, Fruchtschalen, Samenkerne und Blätter. Die getrocknete und gemahlene Rinde ist in Japan als *Chinpi* bekannt. Mandarinen sind eine Winterfrucht, klein, mit loser Schale und recht süß. Schale und Frucht sind von einem intensiven Orange. Im Winter überall zu haben, die gemahlene Schale im Reformhaus.

Melone; Meron/Makuwauri; Cucurbitaceae Family: Fleisch und Samen. Kann durch europäische und andere überseeische Melonen ersetzt werden.

Nelke; Chuoji; Ding Xiang; Syzygium Aromaticum (Myrtaceae): Getrocknete Blütenknospen. In Bioläden, Reformhäusern erhältlich.

Olivenöl; Oriibu Oiru; Olea Europeae: Es sollte nur »extra vergine«-Qualität genommen werden.

Orangen; Orenji; Zhi Shi; Citrus Familie: Fruchtfleisch und Schale.

Perilla; Shiso; Zi Su; Perilla Frutescens Britt (Labiatae): Blätter, Samen und Stengel. Rot. Wenn du frische Blätter

kaufst, beachte, daß sie nicht welk sind. Frisch oder eingelegt in Bioläden.

Perle; Shinju; Perlenausterschale; Kaki No Kai; Mu Li; Ostrea Rivularis (Ostreidae): Gemahlene Perlen und Schalen von Muscheln. In Chinesischen Läden erhältlich.

Perlgerste; Hatomugi; Yi Yi Ren; Coix Lacrymae Jobi L. (Graminae): Samen. In Bioläden, oder im Großhandel bestellen.

Persimonen/Khakifrüchte; Khaki; Shi Di; Diospyros Kaki (Ebenaceae): Früchte, Kalyxe, Blätter. In Japan gibt es zwei Sorten: würfelartig und länglich. Sie werden geerntet, wenn sie noch hart sind, schmecken aber erst, wenn sie ganz weich sind. Die Haut soll vor dem Verzehr entfernt werden. Kann jedoch auch sehr gut mitgegessen werden, falls die Früchte richtig reif sind.

Pfirsich; Momo; Tao Ren; Prunus Persica Batsch (Rosaceae): Früchte, Blätter und Kerne. Die Kerne sind in größeren Mengen giftig.

Pflaumen- (»Ume«-)Produkte

Pflaume; Ume; Prunus Mume Sieb. Et Zucc (Rosaceae): Die unreifen Früchte, Fruchtkerne, Blüten. Diese Pflaume ist vielmehr eine Aprikosenart, obgleich sie auch englisch Pflaume genannt wird. *Ume,* die in Form und Größe übrigens wirklich an Aprikosen erinnern, fallen bereits vom Baum, wenn sie noch unreif sind. Sie sind dann noch so richtig grün, hart und sauer. (Falls die Wetterbedingungen es einmal erlauben, daß sie am Baum bleiben, bis sie reif sind, werden sie von der Farbe her gelb-aprikot, weich und süß.) Die unreifen *Ume* gibt's in Japan auf dem Markt im Juni, und die Blüten und Früchte kann man direkt vom Baum haben.

Eingelegte Pflaumen; Umeboshi: Ein saurer, roter, verschrumpelter kleiner Ball, der entsteht, wenn die unreifen *Ume*-Früchte in Salzlake und Perillablättern eingelegt werden. In manchen Bioläden.

Pflaumenextrakt; Bainikuekisu: Das ist ein saures Konzentrat, das hergestellt wird, indem das Fruchtfleisch unreifer *Ume* zusammengekocht wird. In Bioläden erhältlich.

Pflaumenessig; Umesu: Dies ist die Salzlake, die bei der *Umeboshi*-Herstellung anfällt. In Bioläden erhältlich.

Pflaumenlikör; Umeshu: Ein süßes alkoholisches Getränk, daß entsteht, wenn unreife *Ume*-Früchte in *Shochu*-Alkohol mit Kandiszucker eingelegt werden.

Pinie; Ume; Pinien-Familie: Nadeln, Harz. In Reformhäusern erhältlich.

Reis und Reis-Produkte

Reis; Kome; Oryza Sative L. (Graminae): Körner, Keime, Kleie. Bio-Reis, aus dem vollen Korn also, heißt auf japanisch *Genmai.* In Bioläden erhältlich.

Reiskleie; Komenuka: Die fürs Einlegen verkaufte Reiskleie in Japan enthält oft Zusätze – roten Pfeffer, süßen Wein, Salz – und eignet sich also nicht für unsere Zwecke. Reine, frische Reiskleie bekommt man eventuell im Bioladen. (Manchmal gibt es hier jedoch Haferkleie, die vom »Innenleben« her genauso reichhaltig ist und sich für die Haut ausgezeichnet eignet.)

Reismehl; Joshinko/Shiratamako/Mochiko: *Joshinko* wird aus ungekochtem weißen Reis gemahlen. *Mochiko* dagegen wird aus gekochtem glutiniertem und wieder getrocknetem weißen Reis (mochigome) gemahlen. *Shiratamako* ist aus ungekochtem glutiniertem Reis gemacht. Braunes Reismehl wird aus dem vollen Korn gemahlen. In Bioläden erhältlich.

Reisessig; Komezu: Aus weißem oder braunem Reis. In Bioläden erhältlich.

Reiswein; Sake: Ein trockenes, alkoholisches Getränk, das etwa 15 bis 17 Prozent Alkohol enthält. Es ist nicht wirklich ein Wein, wird aber häufig so bezeichnet. Sollte kühl und trocken aufbewahrt werden. Es gibt verschiedene Qualitäten, auch aus dem vollen Korn, in manchen Bioläden und in Japanläden erhältlich.

Rizinusöl; Himashiyu; Ricinus Communis L. (Euphorbiaceae): Samen, und Öle aus den Samen. In Apotheke und Drogerie erhältlich.

Rose; Bara; Rosa Species (Rosaceae): Blüten, ganze Pflanze.

Rüben; Kabu; Brassica Rapa: Wurzeln und das Grün. Die europäischen Rüben können verwendet werden.

Salat; Retasu/Chisa; Lactuca Sativa: Blätter.

Safran; Safuran; Crocus Sativas: Staubfäden. In Bioläden erhältlich.

Salz; Shio; Natriumchlorid: Am besten als Meersalz.

Sandelholz; Byakudan; Santulum Album L. (Santalaceae): Aromatisches Holz und ätherisches Öl. In Bioläden und Reformhäusern erhältlich.

Schwarze Bohnen/Schwarze Soyabohnen; Kuromame; Dou Chi; Glycine Max (Leguminosae): Samen. Diese Bohnen sind schwarz, etwas größer als normale Sojabohnen und in der Form mehr wie Kidneybohnen. Sie sind nicht identisch mit den amerikanischen schwarzen Bohnen. Man bekommt sie in japanischen/orientalischen Läden und in chinesischen Apotheken, Naturkostläden.

Schwertlilie; Shobu; eine Irisart (Iridaceae): Blüten, Blätter und die Stengel. Auch die Wurzeln. Purpurrote bis weiße Blüten und spitze, flache Blätter, die an ein Schwert erinnern. Eine Gartenpflanze.

Seemuscheln; Kai: Aromatische Muschelschalen, gemahlen.

Seetang (Algen)

Arame; Eisenia Bicyclis, E. Arborea: Delikate schmale schwarze Stückchen.

Dulse; Palmaria Palmata: Rötliche Blätter.

Funori; Gloiopeltis Furcata: Rötliche Blätter, Stengel, Schoten mit Knötchen.

Hijiki; Hizikia Fusiformis: Ganze Pflanze. Kleine schwarze Stückchen.

Irish Moos; Chondrus Crispus: Ganze Pflanze.

Kelp; Kombu; Laminaria Japonica Aresch (Laminariaceae): Ganze Pflanze. Es ist auch als »Seetang« bekannt, in der Farbe olivbraun bis tiefgrün, mit sehr langen, breiten Blättern. Wische sie mit einem feuchtem Tuch vor der Verwendung ab.

Nori; Nori; Prophyra Tenera: Ganze Pflanze. Wird verkauft in großen grünschwarzen gepreßten, sehr dünnen Lagen. Die grünen Nori-Flocken (aonori) werden aus der Pflanze *Porphyria enteromorpha* gewonnen.

Tengusa; Gelidium Amansii: Ganze Pflanze. Zur Gelatineherstellung. Farbe weißlich bis rosarot. Wird verkauft in langen Streifen.

Wakame; Undaria Pinnatifida: Ganze Pflanze. Lange, breite grüne Blätter. Alle Algen kühl, dunkel und trocken aufbewahren. Sind in Bioläden erhältlich.

Sellerie; Serori/Orandamitsuba; Apium Graveolens: Blätter und Stengel. Überall zu haben.

Senf; Karashi; Brassica Nigra: Samen.

Sesam; Goma; Sesamum Indicum L. (Pedaliaceae): Samen, Samenöl. Es gibt Sesam in schwarz – *Kurogoma* – und in weiß. Beide Arten werden vor dem Verzehren geröstet. Sesamöl, *Goma abura,* gibt es in drei Varianten: leicht geröstet, dunkel geröstet und »hot« geröstet, letzteres mit rotem Pfeffer versetzt. Kühl und trocken aufbewahren. In Bioläden erhältlich.

Shiitake Pilze; Shiitake; Lentinus Edodes, Cortinellis Shiitake: Große Pilze mit Hüten von etwa 5 cm Durchmesser, auch getrocknet. Farbe oben samtbraun, an der Unterseite cremig-weiß. Wenn sie frisch gekauft werden, sollte man darauf achten, daß die Unterseite keine Verfärbung aufweist. Die Pilze sollten saftig, nicht schrumpelig oder anderweitig »verwelkt« aussehen. Getrocknete Pilze können über Nacht eingeweicht werden. Das Einweichwasser sollte aufgehoben werden. Getrocknet im Japan- und Bioladen erhältlich.

Shochu: Auch bekannt als »weißer Likör«. Shochu enthält 20 bis 45 Prozent Alkohol. Er ist geruch- und geschmacklos. Bei den angeführten Rezepten kann er durch Wodka ersetzt werden. In Japanläden erhältlich.

Singvogelmist; Bush Warbler Droppings; Uguisu No Fun; Sylvidae Species: Getrockneter, zerstoßener Vogelmist von Singvögeln.

Soyabohnen und Soyabohnenprodukte

Soyabohne; Daizu; Glycine Max, G. Soja: Samen. Kleine, runde, gelbliche Bohnen, wenn getrocknet. Frische werden oft in den Schoten verkauft.

Bohnenquark; Tofu: Die quadratischen Stücke werden in Wasser aufgehoben und halten sich im Kühlschrank fünf Tage, wenn das Wasser täglich gewechselt wird.

Bohnensprossen; Moyashi: Sprossen aus Soyabohnen.

Miso; Miso: Fermentierte Soyabohnenpaste; es gibt sie in sehr vielen Arten und Farben sowie Aromen. Weiß, gelb, rot und dunkelbraun, alle haben ihre besonderen Eigenschaften. Sehr gesund. Bis zu einem Jahr im Kühlschrank haltbar.

Natto; Natto: Ein fermentiertes Soyabohnenprodukt, klebrig und nach Käse riechend. Frisches *Natto* kann bis zu einer Woche im Kühlschrank aufgehoben werden. Eingefrorenes *Natto* ist nahezu unbeschränkt haltbar.

Okara: Eine krümelige, feuchte, weißliche Substanz, ein Nebenprodukt bei der Tofu-Herstellung. Muß unbedingt im Kühlschrank aufgehoben werden. Zu bekommen bei Firmen, die Tofu herstellen.

Soyaöl; Daizu Abura: Öl, aus Soyabohnen hergestellt.

Soyabohnenmehl; Kinako: Das Öl wird aus gerösteten und gemahlenen Soyabohnen hergestellt.

Soyabohnenessig; Sudaizu: Essig, der ganze Soyabohnen enthält.

Soyasauce; Shoyu: Alle Soyaprodukte sind in Biolädern und Reformhäusern erhältlich.

Spinat; Horenso: Spinacia Oleracea: Blätter. Der italienische Spinat kann sehr gut verwendet werden, am besten mit den Wurzeln; sie werden in Japan selbstverständlich mitgegessen.

Süßholz; Kanzou; Gan Cao; Glycyrrhica Uralensis Fisch, G. Glabra (Leguminosae): Wurzeln. In Apotheken erhältlich.

Süßkartoffeln; Jinenjo/Yamaimo/Nagaimo; Shan Yao; Dioscorea Japonica Thunb., D. Opposita (Dioscoreaceae): Knollen. Die Bergsüßkartoffel ist hellbraun und behaart, unregelmäßig geformt und besonders lang, bis zu einem Meter. Im Kühlschrank in Folie bis zu zwei Wochen haltbar. Überall sind verschiedene Arten erhältlich.

Süßkartoffel; Taro; Satoima; Colocasia Esculenta: Knollen. Taros, auch als Yamswurzeln bekannt, sind klein, mit einer dunkelbraunen Schale, die vor dem Gebrauch entfernt werden muß. Frisch in manchen Gemüseläden.

Tees

Tee; Cha; Thea Sinensis L. (Theaceae): Blätter, Stengel und Zweige. Alles kommt von derselben Pflanze, doch ist es unterschiedlich in der Farbe, im Aroma und im Geschmack. Der Theingehalt hängt von der Art der Weiterbehandlung der einzelnen Teile des Teebaums nach dem Pflücken ab. In Japan wird der grüne Tee am meisten getrunken. Der schwarze chinesische folgt. Im Bioladen erhältlich.

Schwarzer Tee; Oolong und Po Lei: Schwarze chinesische Tees. In Teeläden erhältlich.

Grüner Tee; Ocha: Es gibt sehr viele Sorten und Qualitätsgrade, wie folgt:

Gyokuro – der feinste der Grüntees, er wird aus den höchsten, zartesten und jüngsten Blättern gemacht;

Matcha – das ist gemahlener *Gyokuro*, wird für die Teezeremonie benutzt;

Sencha – ein qualitativ mittlerer Tee, er wird aus den unteren Blättern des Teestrauchs gewonnen.

Bancha – aus den untersten Blättern und kleinen Zweigen gewonnen, dies ist die schlechteste Qualität mit dem geringsten Theingehalt;

Hojicha – gerösteter *Bancha;*
Genmaicha – ist *Bancha,* gemixt mit
gerösteten Reiskernen.
Kukicha – ist nicht wirklich ein Grün-
tee, wird gewonnen vom letzten Schnitt
des Teestrauchs, es werden nur Zweige
und kleine Stengel verwendet. Nur auf-
gießen, nicht ziehen lassen.
Bemerkung: Alle Tees müssen kühl und
trocken aufbewahrt werden.
Teufelszungenwurzel; Konnyaku; Amor-
phalus Konjac: Die gekochten Wurzeln, verkauft als festes Gel. Fest, dunkelbraun, milchiggrau bis halbdurch-
sichtig-grauweiß aussehend, kann man
Konnyaku in Japan kaufen als wür-
felförmige Kuchen, auch als kleine
Bällchen oder in Nudelform. Es wird
gekühlt verkauft und in Wasser aufgehoben, wie Tofu. Zwei Wochen im
Kühlschrank haltbar. Das Wasser sollte
täglich erneuert werden. Kann in kleine
Stücke geschnitten werden. (Der Ge-
sichtsschwamm, der im Kapitel über
Gesichtswaschungen vorgestellt wurde, kann aus einem solchen Stück
gemacht werden.) In Bioläden erhältlich.
Thymian; Yomogi; Ai Ye; Artemisia Vul-
garis L. (Compositae): In Apotheke,
Kräuter- und Bioläden erhältlich.
Tomaten; Tomato; Lycopersicum Esculen-
tum: Fruchtfleisch.
Walnuß; Kurumi; Juglans Nigra, J.
Mandshurica (Juglandiaceae): Schalen, Kerne und Blätter. Nüsse und Walnußöl.
Wasabi; Wasabi; Wasabia Japonica:
Wurzeln. Die frische Wasabiwurzel ist
außen braun, und innen grün, etwa
10 cm lang und 2 1/2 cm im Durchmesser. Muß in Wasser liegend im Kühlschrank aufbewahrt werden. Die Haut
vor dem Gebrauch entfernen. Als Paste

oder Pulver in manchen Bioläden er-
hältlich.
Wassermelone; Suika; Citrullus Vulgaris
Schrad (Cucurbiataceae): Fleisch der
Frucht, Schale und Samen.
Wein; Budo; Vitus Species: Überall zu ha-
ben.
Weizen; Komugi; Xiao Mai; Triticum Vul-
gare, T. Aestivum (Graminae): Körner
und die Kleie. In natürlicher Qualität
am besten im Bioladen erhältlich.
Zitrone; Remon; Citrus Limon: Früchte,
Schale.
Zwiebel; Tamanegi; Allium Cepa: Zwiebel.

Adressen

In Bioläden sind viele der angegebenen
Produkte zu bekommen, zum Beispiel im

Bioladen »Erdgarten«
Naturwaren-GmbH
Tengstraße 31
80796 München

Ferner kann man bestimmte Produkte
auch bei den Naturkost-Vertriebsgesell-
schaften

Rapunzel
87764 Legau

und in sehr großer Auswahl bei

Schwarzbrot-Naturspeisewaren
Klaus Griesbach
Hohenesch 13
22765 Hamburg

bestellen.

Ein Rat von japanischen Großmüttern in Sachen Schönheit

Schütze deine Haut vor der Sonne.

Trinke reines Wasser, atme gute Luft und lebe in einem sauberen Haus.

Wenn du älter wirst, beneide nicht die frischen Blüten, die der Frühling bringt.

Um glatte, reine Haut zu haben, pflege sie sorgfältig, indem du sie gründlich reinigst, mit Luffaweinwasser schützt und außerdem immer darauf achtest, daß du einen entspannten Geist behältst.

Eine schöne Haut kommt von einem sauberen Körper, so sei sicher, daß du nur Dinge ißt, die den Körper reinigen.

Iß die Schalen, Rinden und Häute von Früchten und Gemüsen.

Zu viel Make-up verunreinigt die Haut.

Wenn du eine schlechte Haut geerbt hast, kannst du dies ändern, indem du auf richtige Ernährung achtest.

Schlafe mindestens acht Stunden pro Nacht, und geh vor elf Uhr zu Bett.

Liebe.

Sei aktiv. Bewege dich. Mache Übungen. Genieße dein Leben.

Sitz nicht da und mach dir Sorgen.

Kontrolliere deine Wünsche. Wünsche nicht ausgerechnet das, was du nicht haben kannst.

Solche Unzufriedenheit und Gier bewirkt, wenn es zur Gewohnheit wird, daß die Frauen häßlich werden.

Akzeptiere dein Alter und die Veränderung deiner Schönheit.

Eine wundervolle alte Frau ist wundervoll, weil ihr Verstand und Geist weise und anmutig, vielleicht sogar begnadet sind.

Mit dem Alter von Vierzig wird im Gesicht sichtbar, wes Geistes Kind man ist.

Führ täglich eine Gesichtsmassage durch, um Falten, Fältchen und Altersflecken vorzubeugen, um die Haut frisch und glatt und voller Leben zu erhalten.

Wenn du müde bist oder gestreßt, mach Übungen.

Iß gut, indem du eine breite Palette an Nahrungsmitteln in deinen Speiseplan aufnimmst; Vielfältigkeit ist hier lebenswichtig.

Klage, jammere nicht; sei nicht neidisch, erlaube dir nicht, irritiert zu sein. Sonst wird deine Gesundheit ruiniert, und deine Haut wird übel aussehen.

Wenn deine Schultern angespannt und steif sind, wirst du auch Falten im Gesicht haben. Massiere dich.

Genieße die Sexualität. Dann wirst du eine strahlende, wunderschöne Haut haben und ein entspanntes Gesicht.

Hab Freude an der Natur. Sei ruhig und freundlich. Iß einfache Nahrung.

Du kannst deine Haut glatter und fester machen, indem du sie massierst: Gesicht, Kopf und Hals/Nacken.

Wenn du tiefe Atemzüge machst, wirst du stark und gesund werden und attraktiver.

Jeder bekommt Falten, doch vermeide es, häßliche Falten zu bekommen: Kontrolliere deine Gedanken und deine Gefühle.

Reinheit, nicht Make-up, ist das Geheimnis einer schönen Haut.

Wenn du deine Haut gut reinigst, sie nährst und massierst, wird sie gut funktionieren und gut aussehen.

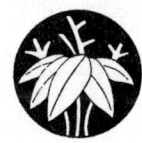

Literatur

Matsuo, Bashô, *On Love and Barley: Haiku of Basho*. London: Penguin, 1988.

ders. *A Haiku Journey: Basho's Narrow Road to a Far Province*. Tokyo: Kodansha International, 1980.

ders. *Bashô und sein Tagebuch*, Deutsche Gesellschaft für Natur- und Völkerkunde Ostasiens, Berlin 1935.

Belleme, Jan und John. *Cooking With Japanese Foods: A Guide to the Traditional Natural Foods of Japan*. Brookline, Mass.: East-West Health Books, 1986.

Bremness, Lesley. *Pocket Encyclopedia of Herbs*. London: Dorling Kindersley, 1990.

Chikamatsu, Monzaemon. *Koushoku Ichidai Onna*. Entnommen: *Keshoshi Bunken Shiryo Nenpyo*. Tokyo: Pola Bunka Kenkyujo, 1979. NKBT*

Chotto Obaachan Oshiete. Herausgegeben von Mainichi Shimbun, Shakai-bu. Tokyo: Bunka Shuppan Kyoku, 1986.

Dalby, Liza. *Geisha*. New York: Vintage Books, 1985.

Dazai, Osamu. »*Memories*.« *A Late Chrysanthemum*. Tokyo: Charles E. Tuttle, 1988.

ders. *The Setting Sun*. Tokyo: Charles E. Tuttle, 1989.

ders. *Das Gemeine und andere Erzählungen*. München 1992.

Dyer, Sarah. *A Pocket Book on Herbs*. London: Octopus Books, 1982.

Ehon Edomurasaki. Entnommen: *Keshoshi Bunken Shiryo Nenpyo*. Tokyo: Pola Bunka Kenkyujo, 1979.

Ejima, Kiseki. *Keisei Kintanki*. Entnommen: *Keshoshi Bunken Shiryo Nenpyo*. Tokyo: Pola Bunka Kenkyujo, 1979. NKBT*

Ekiguchi, Kunio und Ruth McCreery. *A Japanese Touch for the Seasons*. Tokyo: Kodansha International, 1989.

Fujiwara, Tokihira, Tadahira, et al. *Engishiki*. Entnommen: *Keshoshi Bunken Shiryo Nenpyo*. Tokyo: Pola Bunka Kenkyujo, 1979.

Haikara-Modan Keshoshi. Herausgegeben von Pola Bunka Kenkyujo. Tokyo: Pola Bunka Kenkyujo, 1986.

Hayashi, Fumiko. »A Late Chrysanthemum.« *A Late Chrysanthemum*. Tokyo: Charles E. Tuttle, 1988.

Hearn, Lafcadio. *A Japanese Miscellany*. Tokyo: Charles E. Tuttle, 1982.

ders. *Glimpses of Unfamiliar Japan*. Tokyo: Charles E. Tuttle, 1984.

ders. *Shadowings*. Tokyo: Charles E. Tuttle, 1971.

Hiratsuka, Raicho. *Bluestocking*, Band 1, Nr. 1. Tokyo: Seito-Sha, 1911.

Hiroidama Shin Chienoumi. Entnommen: *Keshoshi Bunken Shiryo Nenpyo*. Tokyo: Pola Bunka Kenkyujo, 1979.

Hotta, Anne und Yoko Ishiguro. *A Guide to Japanese Hot Springs*. Tokyo: Kodansha International, 1986.

Ikeda, Daisaku. *Glass Children*. Tokyo: Kodansha International, 1983.

ders. *Wähle das Leben*, Düsseldorf 1982.

Inishie no Roman. Herausgegeben von Benibana Shiryokan. Kahokucho: Kahokucho Kyoiku Iinkai, 1989.

Isoho Monogatari. Entnommen: *Keshoshi Bunken Shiryo Nenpyo*. Tokyo: Pola Bunka Kenkyujo, 1979. NKBT*

Isoda, Doji. *Chikusai*. Entnommen: *Keshoshi Bunken Shiryo Nenpyo*. Tokyo: Pola Bunka Kenkyujo, 1979. NKBT*

Ishikawa, Takuboku. *Romaji Diary and Sad Toys*. Tokyo: Charles E. Tuttle, 1985.

James, Grace. *Green Willow and Other Japanese Fairy Tales*. New York: Avenel Books, 1987.

Kawabata, Yasunari. *Schönheit und Trauer*, Berlin 1987.

ders. *Schneeland*, München 1987.

Kazantzakis, Nikos. *Japan China*. Berkeley: Creative Arts Books Company, 1982.

Kenko. *Essays in Idleness: The Tsurezuregusa of Kenko*. Tokyo: Charles E. Tuttle, 1989.

Kenton, Leslie. *The Joy of Beauty*. London: Arrow Books, 1989.

Keys, John D. *Chinese Herbs*. Tokyo: Charles E. Tuttle, 1990.

Lou to Koudou. Herausgegeben von Koudou

Bunka Kenkyukai. Tokyo: Yuuzankaku Shuppan, 1989.

Krouse, Carolyn R. *A Guide to Food Buying in Japan.* Tokyo: Charles E. Tuttle, 1986.

Kuahausu Jigyo Kaihatsu Manyuaru. Herausgegeben von Nihon Kenko Kaihatsu Zai-dan. Tokyo: Nihon Kenko Kaihatsu Zaidan. 1987.

Matsue, Shigeyori. *Kefukigusa.* Entnommen: *Keshoshi Bunken Shiryo Nenpyo.* Tokyo: Pola Bunka Kenkyujo, 1979. IB*

Mayhew, Lenore, übersetzt von *Monkey's Raincoat.* Tokyo: Charles E. Tuttle, 1985.

Mizushima, Uraya. *Kewai Mayutsukuri Kuden.* Entnommen: *Keshoshi Bunken Shiryo Nenpyo.* Tokyo: Pola Bunka Kenkyujo, 1979.

Morishita, Keichi. *Yakukoshoku.* Tokyo: Hakuju-Sha, 1986.

Morris, Ivan. *The World of the Shining Prince.* London: Peregrine Books, 1979.

Murasaki, Shikibu. *The Tale of Genji.* Tokyo: Charles E. Tuttle, 1990.

Murasawa, Hiroto und Norio Tsuda, herausgegeben von *Keshoshi Bunken Shiryo Nenpyo.* Tokyo: Pola Bunka Kenkyujo, 1979.

Murata, Takako, Norio Tsuda, Hiromi Yamamura, und Eri Tamaru, herausgegeben von *Nihon no Kesho.* Tokyo: Pola Bunka Kenkyujo, 1989.

Namiki, Shouzou und Kouzou Asano. *Yougan Bienkou.* Entnommen: *Keshoshi Bunken Shiryo Nenpyo.* Tokyo: Pola Bunka Kenkyujo, 1979.

Namikoshi, Toru. *Shiatsu, Heilung durch die Fingerspitzen,* München 1979.

Okakura, Kakuzo, *Das Buch vom Tee,* Frankfurt 1981 (Leipzig 1933).

Okuda, Shouhaken, herausgegeben von *Onna Youkin Mouzui.* Tokyo: Kaseigaku Bunkenshusei. Entnommen: *Keshoshi Bunken Shiryo Nenpyo.* Tokyo: Pola Bunka Kenkyujo, 1979.

Onna Chouhouki. Entnommen: *Keshoshi Bunken Shiryo Nenpyo.* Tokyo: Pola Bunka Kenkyujo, 1979. NDL*

Onna Kagami Hidensho. Entnommen: *Heshoshi Bunken Shiryo Nenpyo.* Tokyo: Pola Bunka Kenkyujo, 1979. NDL*

Otomo, Yakamochi et al., herausgegeben von

Manyoshu. Entnommen: *Keshoshi Bunken Shiryo Nenpyo.* Tokyo: Pola Bunka Kenkyujo, 1979. NKBT*

Reid, Daniel P. *Chinese Herbal Medicine.* Boston: Shambhala, 1987.

Reynolds, David K. *Even in Summer the Ice Doesn't Melt.* New York: Quill, 1986.

Rose, Jeanne. *Jeanee Rose's Herbal Body Book.* New York: Perigree, 1982.

Sawa, Yuki und Edith M. Shiffert. *Haiku Master Buson.* San Francisco: Heian International, 1978.

Sayama, Hanshichimaru. *Miyako Fuuzoku Keshouden.* Entnommen: *Keshoshi Bunken Shiryo Nenpyo.* Tokyo: Pola Bunka Kenkyujo, 1979.

Serizawa, Katsusuke. M. D. *Effective Tsubo Therapy.* Tokyo: Japan Publications, 1984.

ders. *Fernöstliche Heilmassage,* München 1985.

ders. *Tsubo: Vital Points for Oriental Therapy.* Tokyo: Japan Publications, 1976.

Shigematsu, Soiku. *A Zen Harvest: Japanese Folk Zen Sayings.* San Francisco: North Point Press, 1988.

Shonagon, Sei. *The Pillow Book of Sei Shonagon.* Übersetzt von Ivan Morris. London: Penguin, 1984.

Sou, Keisei, herausgegeben von *Tenkou Kaibutsu.* Tokyo: Touyou Bunko Heibonsha. Entnommen: *Keshoshi Bunken Shiryo Nenpyo,* 1979.

Takahashi, Yumiko. *Shimi, Shiwa o Totte, Kireini Wakagaeru.* Tokyo: Shufonotomo-Sha, 1984.

Tamenaga, Shunsui. *Shunshoku Tatsumino Sono.* Entnommen: Keshoshi Bunken Shiryo Nenpyo. Tokyo: Pola Bunka Kenkyujo, 1979. NKBT*

Tanizaki, Junichiro. *Lob des Schattens,* Zürich 1987.

ders. *Naomi oder Eine unersättliche Liebe,* Reinbek b. Hamburg 1970.

ders. *Der Schlüssel,* Reinbek b. Hamburg 1961.

ders. *Die Schwestern Makioka,* Reinbek b. Hamburg 1964.

ders. *Tagebuch eines alten Narren,* Reinbek b. Hamburg 1966.

ders. »The Tattooer.« *Seven Japanese Tales by Junichiro Tanizaki.* New York: Putnam, 1981.

Taneda, Santoka. *Mountain Tasting*. Tokyo: Weatherhill, 1989.

Tawara, Machi. *Salad Anniversary*. Tokyo: Kodansha International, 1989.

Terashima. Ryouan. *Wakansansaizue*. Tokyo: Nihon Zuihitsu Taisei Bekkan. Entnommen: *Keshoshi Bunken Shiryo Nenpyo*. Tokyo: Pola Bunka Kenkyujo, 1979.

Torikaebaya Monogatari. Tokyo: Kouchuu Nihon Bungaku Taikei. Entnommen: *Keshoshi Bunken Shiryo Nenpyo,* Tokyo: Pola Bunka Kenkyujo, 1979.

Tsuda, Norio und Takako Murata. *Mayu no Bunkashi (Mayu Kesho Kenkyu Hokokusho).* Tokyo: Pola Bunka Kenkyujo, 1984.

dies. *Modan Keshoshi*. Tokyo: Pola Bunka Kenkyujo, 1986.

Tsuji, Shizuo. *Original japanische Küche,* München 1987.

Tsutui, Shoushi. *Mukashi Kara Tsutae Rarete Iru: Shizen Butsu de Bihada Zukuri O.* Ushiyama: Biyou Bunka-Sha.

Uno, Chiyo. *Confessions of Love*. Tokyo: Charles E. Tuttle, 1990.

Watashi No Kenko. (Issues published between 1985–1990). Tokyo: Shufunotomo-Sha.

Wyman, Donald. *Wymans's Gardening Encyclopedia*. New York: Macmillan, 1986.

Yamada, Ei. *Shizenkeshohin no Himitsu.* Tokyo: Nagaoka Shoten, 1984.

Yamada, Kyoko. *Biyo to Shokuji No Daikenkyu.* Tokyo: Sanpo-Sha, 1981.

Yosano, Akiko. *Tangled Hair* (Selected *Tanka From Midaregami).* Tokyo: Charles E.Tuttle, 1987.

Yuu Kouro: Nihongami wa Kataru. Tokyo: Pola Bunka Kenkyujo, 1985.

Zouhou Hiroidama Chienoumi. Entnommen: *Keshoshi Bunken Shiryo Nenpyo,* Tokyo: Pola Bunka Kenkyujo, 1979.

Bemerkung: Quellennachweise, die bei *Keshoshi Bunken Shiryo Nenpyo* zusammengefaßt sind, wurden von Pola aus unterschiedlichen Quellen zusammengestellt. Wo es den Anschein hat, daß das Original vollständig erhalten und verfügbar ist, habe ich am Ende des bibliographischen Hinweises entsprechende Abkürzungen angefügt:

NDL: *New Diet Library, Tokyo.* Diese Arbeiten sind selten und oft nur als handgeschriebene Manuskripte vorhanden.

NKBT: *Nihon Kotenbungaku Taikei.* Tokyo: Iwanami Shoten.

IB: *Iwanami Bunko.* Tokyo: Iwanami Shoten.

Danksagungen

Der Japanische Weg der Schönheit ist als Volksweisheit in der Erinnerung der ältesten lebenden Frauen dieses Volkes verankert. Das Wissen, das diese Frauen mit mir geteilt haben, bildet den Gegenstand, den Inhalt dieses Buches. Für die Informationen, die ich auf diese Weise bekommen habe, oft genug durch ein zufälliges Gespräch, durch ein Treffen, das mir gewährt wurde, oder durch eine spontane Erinnerung, möchte ich all den wundervollen japanischen Großmüttern, die ich die Ehre hatte zu treffen, danken und ihnen meine Anerkennung für ihre Mühen aussprechen.

Während der literarischen Nachforschungen zu diesem Buch, während mancher Übersetzungsarbeit und des Nachprüfens von erwähnten Tatsachen, erhielt ich ebenfalls unschätzbare Hilfe von vielen jungen japanischen Frauen. Ich möchte meinen Dank aussprechen gegenüber Megumi Abe, Masami Ito, Rikiko Matsuda, Shizuko Kanehira, Miyuki Mito, Yoshiko Ishihara, Ikuko Yamamoto, Yuka Yoshida, Sakiko Kumagai, Mariko Kaneta, Yumiko Sugai, Sachiko Kimura, Michiko Hirose, Keiko Omiya und Makiko Kaneyama, die mir alle von außerordentlicher Hilfe waren. Ich möchte Mari Kato danken für ihre sorgfältige Assistenz bei der Nachforschung über die Wirkung obskurer asiatischer Kräuter, ich möchte Ryo Takahashi danken für ihr großzügig mitgeteiltes pharmazeutisches Wissen über die Pflanzen, die traditionellerweise in der Schönheitspflege der Frauen ihres Landes und Asiens eine Rolle gespielt haben. Ganz besonders möchte ich Michiko Kohama danken in Anerkennung ihrer gläubigen und unermüdlichen Hilfe bei der Übersetzungsarbeit und beim Recherchieren sowie für ihre Assistenz und ihr Wissen, was unsere Arbeit hinsichtlich althergebrachter weiblicher Traditionen betrifft.

Die Mütter und Großmütter vieler meiner Assistentinnen trugen ein reiches Wissen bei, von dem in manchen Fällen nicht einmal die eigenen Töchter etwas wußten. Zahlreiche Väter, Großväter und Ehemänner fügten die wichtige männliche Einschätzung, was weibliche Schönheit bedeutet, hinzu.

Setsuko Tanezawa diente als inspirierendes Beispiel für innere und äußere Schönheit; Fusako Tamiya lehrte mich, daß das Ritual der Teezeremonie lebendiger Teil des wirklichen, täglichen Lebens werden kann; Tatsuro Ishii offenbarte seine Einsichten zum alten Shintoglauben und zum Schamanentum; Kim Schuefftan schließlich gab mir enorme Unterstützung und inspirierte mich mit viel Enthusiasmus, als sich dieses Buch noch im Stadium der ersten Ideen befand.

Ich möchte auch Takako Murata von Pola danken für ihre generöse und fachgerechte Hilfe; Shu Uemura für ihren Beitrag über weibliche Schönheit; Takashi Morigaki und Chieko und Steven Weiler von Yuen Cosmetics für ihre begeisterte Unterstützung. Irina und Takahisa Yokoyama gaben vielseitige Hilfe; Melissa und Phiya Kushi sowie Michico und Aveline Kushi trugen ihr Wissen über japanische natürliche Ernährung bei und über den traditionellen Lebensstil. Bill Truesdale von *New Rivers Press,* Tom Chapman von *Emphasis* und Mac und Romi Davis von *MacDavis* danke ich von ganzem Herzen für ihre fortwährende Unterstützung meiner Bemühungen. Leslie Kenton war ebenfalls eine große Quelle für meine Inspirationen. William Miller, Rebecca Gleason und Alison Bond sei gedankt für ihre hingebungsvolle und geduldige Hilfe, um das Projekt in Gang zu bringen. Ich bin auch Gail Kinn dankbar für ihre bemerkenswerte Aufgabe, mein Manuskript in eine kunstvolle, japanischer Intention entsprechende Form zu bringen.

Danken möchte ich auch Linda Sugawara, Kelly Miller, Naomi und Lisa Mandeville, Yaiko Otomo, Becky Shidara, David Tate, Lucia Kellar und Theodosia Greene, von denen jede(r) von großer Hilfe für mich war. Ebenfalls möchte ich Hiro Ota danken für den Raum zum Schreiben für mich, ein Raum in einem alten Samurai-Garten, und dafür, daß er mich mit einer zuverlässigen Schreibmaschine versehen hat, und nicht zuletzt für seine Lehren über den Geist Japans.

Meiner international vergrößerten Familie – Jack und Song Sun Anderson, Joy Anderson und Don Hauser, Dolly Coonrad, Tina und André Firmignac, Mei Mei Anderson, Jon und Erica Anderson, Scott Anderson, Marilyn und Frank Amantia, Judy und Steven Kaplan, George und Dorothy Leigh – sage ich ebenfalls ein tiefempfundenes Dankeschön. Und zu Gabriel, Amber und Bruce: danke, danke, nochmals danke.